同年代で集まったとき、
なぜか飛びぬけて元気で、
若く見える人っていますよね？

一方で、元気がなく、老けて見える人もいます。
その差は、なんでしょうか？

秘密は、細胞です。

体中の細胞がきれいな状態だと、
老化が進まず、若々しさを保つことができます。

ところが、それを邪魔するものがあります。
それは、細胞の酸化と糖化です。

酸化とは、体内で生まれた活性酸素などの
物質が**細胞の「炎症」を起こし、**
体中にダメージを与えること。

糖化とは、**体中の細胞を茶色く**
コゲたように劣化させてしまうこと。
肌のシミやくすみも糖化現象のひとつです。

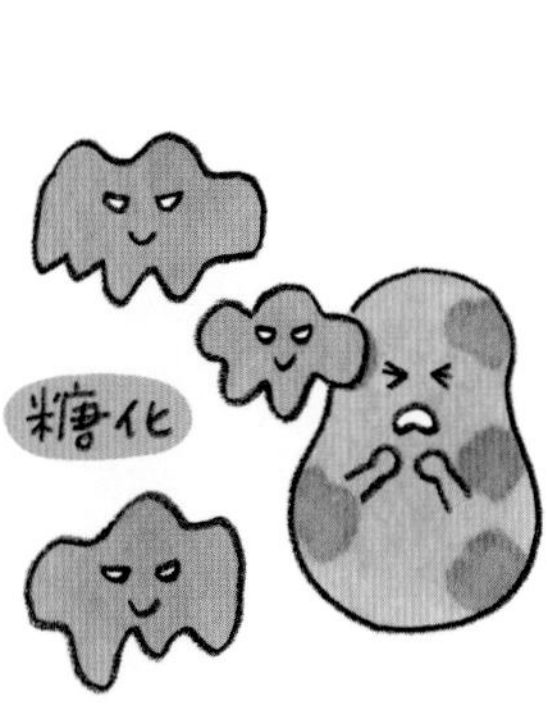

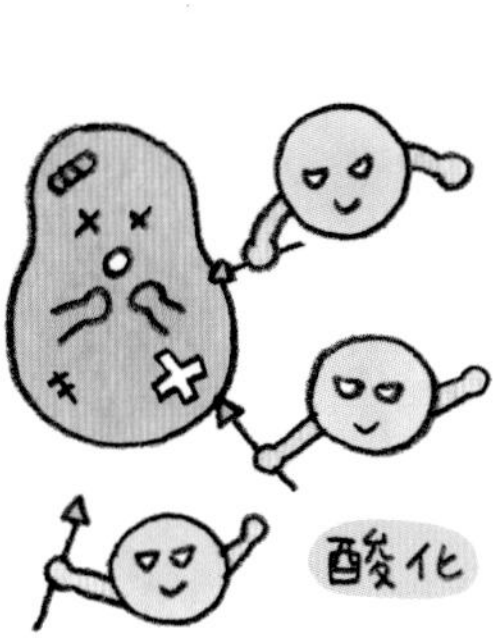

容姿の衰えから、動脈硬化、がん、
認知症などの病気まで、**ありとあらゆる**
老いと病気を引き起こす細胞の酸化と糖化。

この酸化と糖化を止めることが
病気を遠ざけ、若々しさを保つ秘けつです。

では、どうしたらいいのでしょうか。
医師の私がたどりついた答えが、
「**細胞のおそうじふりかけ**」です。

細胞の酸化と糖化を防ぐ栄養素いっぱいのこのふりかけを、
ぜひ、いつまでも元気で若々しい人生のお役に立ててください。

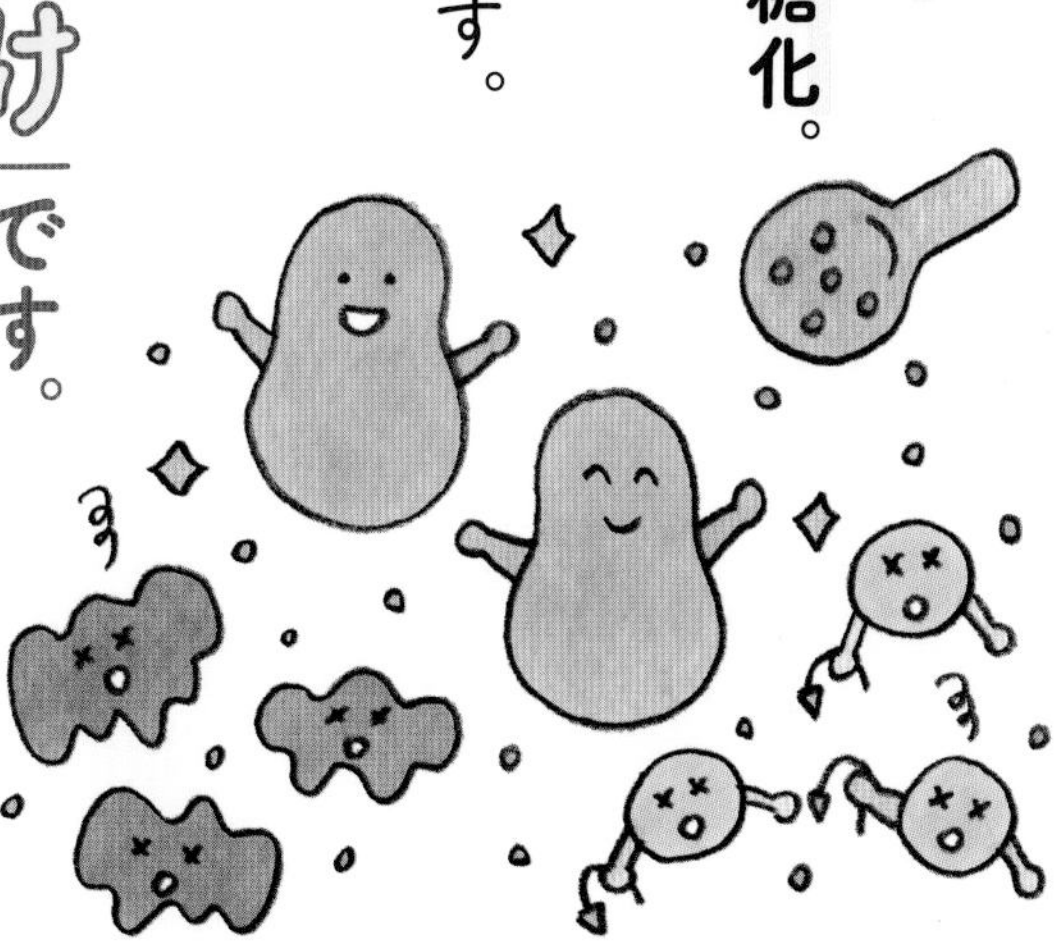

では、まずはあなたの細胞の酸化度、糖化度をチェックしてみてください。

- □ 早食いである
- □ 朝食を食べない
- □ 定食を食べるとき、まずごはんから食べ始める
- □ タバコを吸う、または過去に吸っていた
- □ アルコール類をよく飲む
- □ 野菜はあまり食べない
- □ パンや麺類、丼ものをよく食べる
- □ 屋外で日光にあたる時間が長い（子どものころ長かった、若いころ長かった）
- □ 甘いもの（スイーツ）、スナック菓子をよく食べる
- □ 清涼飲料をよく飲む
- □ つい食べすぎてしまう
- □ 飲んだ後によくラーメンやチャーハンで締める
- □ ストレスが多い
- □ 運動はあまりしない
- □ 睡眠時間が短い、夜勤シフトがある

「AGEs（最終糖化生成物）リーダー糖化度チェックリスト」より改変

※細胞の糖化現象は酸化現象の一部ととらえられるため、糖化度をチェックすることで酸化度も把握することができます。

※このチェックリストは医学的な診断とはなりません。

最近急に老けてきた、
不調がずっと続いているなどと感じている人は、
細胞の酸化や糖化が進んでいるかもしれません。
まずは自分の細胞の状態を確認してみましょう。

2個以下の人

いまのところ細胞が酸化・糖化する心配は少ないと考えられます。現在の生活スタイルを維持しましょう。

3〜5個の人

細胞が酸化・糖化するリスクを抱えています。いまの生活で改善できる点がないか、見直しましょう。

6〜8個の人

細胞が酸化・糖化するリスクが高い状態です。「細胞のおそうじふりかけ」を取り入れるなど、食生活をはじめとする改善に取り組みましょう。

9個以上の人

細胞が酸化・糖化するリスクがきわめて高い状態です。いますぐ生活スタイルを変えましょう。

「酸化＝サビ」と「糖化＝コゲ」は体を劣化させる二大原因

「酸化」「糖化」という言葉は、すでにテレビや雑誌でよくご存じかもしれませんね。
これらは、**体を劣化させる二大原因**。
若々しさと健康を損なう元凶として、近年注目されています。

酸化とは、細胞のサビ

酸化とは、簡単にいうと**細胞のサビ**。金属が空気に触れたままでいると劣化してボロボロになってしまうように、体の酸化も進むと、肌のハリやみずみずしさが失われ、がんなどさまざまな病気を引き起こし、体中がどんどん傷んできてしまいます。

この酸化に関わっているのは、私たちが呼吸によって取り込んでいる酸素や光や熱です。体に取り込んだ酸素の数パーセントが、**「活性酸素」**や**「フリーラジカル」**という物質になります。

このふたつは強い酸化力を持っていて、病原菌など悪いものを撃退するのに役立っていますが、**増えすぎると健康な細胞までも傷つけ、サビつかせてしまいます。**

糖化とは、細胞のコゲ

一方で、糖化とは**細胞のコゲ**。「たんぱく質と糖が加熱されたとき」に起こる現象であり、パンケーキなどがキツネ色に焼き上がるのも糖化のひとつです。

この糖化が体の中で起きると、**「AGEs《エイジズ》（終末糖化産物）」**という悪玉物質が生み出されます。ＡＧＥｓは体のあらゆる場所に蓄積され、血管にたまると動脈硬化、皮膚にたまるとたるみやシミ、脳にたまると認知症……というように、**全身をじわじわとむしばんでいきます**。そして、永久にたまっていく一方。だから恐ろしいのです。

しかし、酸素や糖は人間の生命活動に欠かせないもの。断つわけにはいきません。

生きるためのエネルギー源を取り込むことが、老化や病気につながるというジレンマ。

これを遠ざけるためには、**「抗酸化・抗糖化」対策をして、細胞のサビとコゲを防ぐこと。**

つまり「細胞のおそうじ」を毎日行うことです。

そして、**その鍵となるのが「細胞のおそうじふりかけ」**なのです。

サビとコゲをダブルで抑える「細胞のおそうじ」成分とは？

病気と老化を遠ざけ、いつまでも元気に、若々しくいる。

そのために必要な細胞のおそうじ法として私が提案する「細胞のおそうじふりかけ」は、「ごま」が鍵となります。

ごまの中には、「抗酸化力」と「抗糖化力」がぎゅっと詰まっているからです。


最近、とくに注目されているのが、**「セサミン」というごま特有の成分**。

セサミンは、体内に吸収されると肝臓の代謝を活性化させ、**高い抗酸化作用を持つ**ようになることが知られています。

さまざまなメーカーからその名を冠したサプリメントが発売されていますので、一度は耳にしたことがあるのではないでしょうか。

ただし、ごまの細胞おそうじ成分はセサミンだけではありません。

ごまにはセサミンのほか、セサモリン、セサミノールグルコシドといった成分が含まれており、それらは総称して「ゴマリグナン」と呼ばれています。

ごまひと粒にわずか１％しかない微量成分にもかかわらず、高い抗酸化作用を持つゴマリグナンには、ごまのパワーが凝縮されているといっても過言ではありません。

そのほかに、抗酸化ビタミンとして知られるビタミンＥの仲間である「ガンマトコフェロール」も含まれており、これらの抗酸化物質が、活性酸素を取り除いたり、フリーラジカルを消去したりして、**細胞のサビを抑え、細胞をおそうじしてくれます。**

また、活性酸素を取り除くことは、細胞のコゲを抑えることにもつながります。ＡＧＥｓがつくられる過程には、活性酸素が関わっているからです。つまり、**サビを抑える抗酸化物質を含むごまを食べれば、糖化＝コゲの加速も抑えられる**ということ。

加えて、ごまにはたんぱく質や食物繊維も含まれているので、消化速度をゆるめて血糖値が急激に上がるのを防いでくれる効果もあります。

「細胞のおそうじふりかけ」で抗酸化力をおいしくパワーアップ！

このように、とてもパワフルなごまですが、**もうひとつのメリットはなんといっても「続けやすさ」**です。私は普段、クリニックで患者さんに食事指導を行っていますが、どんなに健康効果の高い食材やメニューであっても、調理に時間がかかったり、高価だったりするものはおすすめしていません。

その点でも、ごまはとても優秀な食材。さっとふりかけたり、混ぜたりするだけでいいので調理の手間いらず。しかも、スーパーで手軽に買えて、お値段もお手頃。本書でおすすめしている「すりごま1日大さじ2杯分」で、約30円程度です。

そこで私は考えました。

「ごまの持つ抗酸化力・抗糖化力を、もっともっと高めて、多くの人に届けたい」

「よりおいしく、サビとコゲを防ぎながらごまを食べる方法はないものだろうか」

そうしてたどりついた答えが、本書の**6つの「細胞のおそうじふりかけ」**です。

「かつおぶしパウダー」「アーモンドパウダー」「桜えびパウダー」「きなこ」「しそ」「みそ」をそれぞれすりごまとミックスし、さまざまに抗酸化力を高め、筋肉づくりや骨の強化、アンチエイジング、降圧効果など、健康効果をプラスしました。

味わいもバラエティ豊かにそろえた「細胞のおそうじふりかけ」で、日々、体の中からサビとコゲを遠ざけていれば、**100歳まで元気な体をつくることも夢ではありません。**

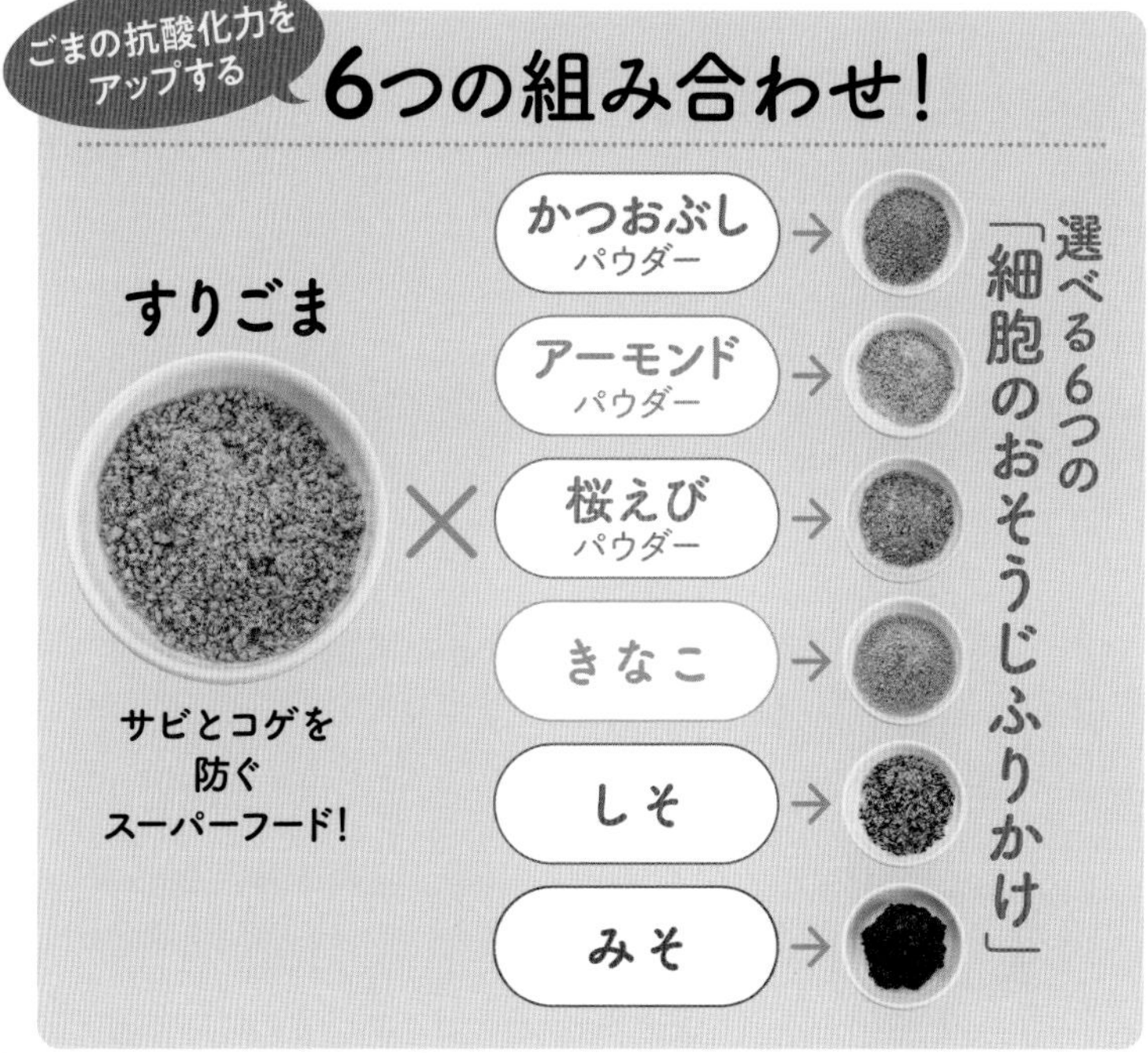

医師が考案!「サビ」と「コゲ」を防ぐ

細胞のおそうじふりかけのすごい力

ごまはさまざまな食材と組み合わせることで、
さらなる相乗効果を発揮します。抗酸化力がさらにアップする、
6つの「細胞のおそうじふりかけ」の効能をご紹介します!

※詳しくは26〜37ページへ。

高たんぱくで筋肉をつくる!

01 細胞のおそうじ かつおぶしごま ふりかけ

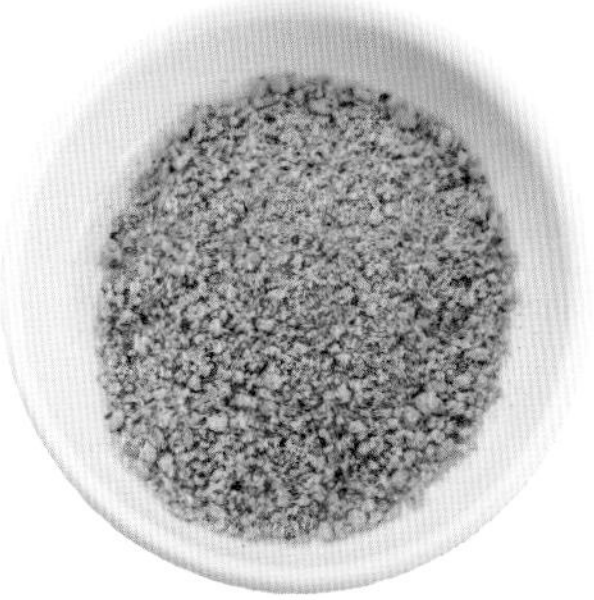

かつおを乾燥させたかつおぶしは、たんぱく質がぎゅっと凝縮された優秀食材。リン、カリウム、ビタミンDも豊富に含まれています。

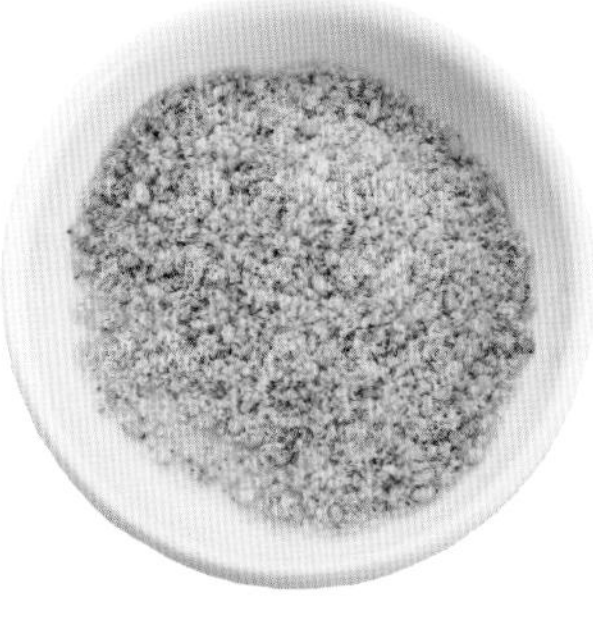

ビタミンEで抗酸化力アップ!

02 細胞のおそうじ アーモンドごま ふりかけ

抗酸化力の高いビタミンEを豊富に含むアーモンドとの組み合わせでダブルの抗酸化力。食物繊維やたんぱく質もたっぷりとれます！

豊富なカルシウムで骨を強く!

03 細胞のおそうじ えびごま ふりかけ

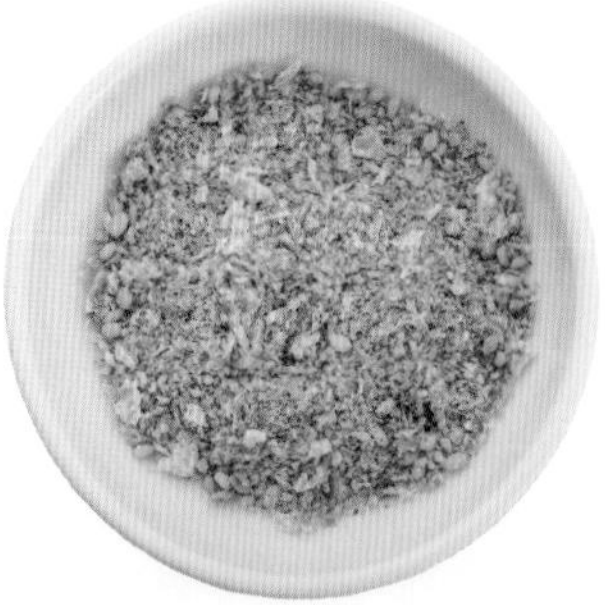

独特のうまみ成分を含んでいて風味のよい桜えびとミックス。殻ごと食べられるので、不足しがちなカルシウムをとれるのもメリット。

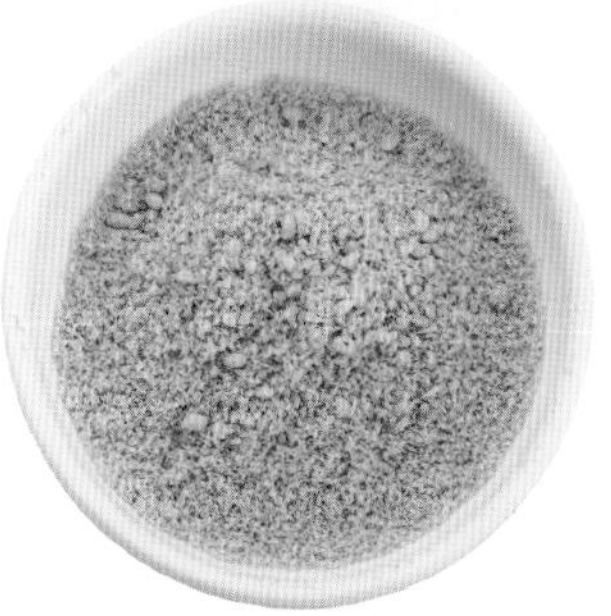

大豆イソフラボンで美肌づくり!

04 細胞のおそうじ きなこごま ふりかけ

女性ホルモンに似た働きをするイソフラボンをはじめ、大豆の栄養を丸ごといただけるのがメリット。アンチエイジングにぴったり。

赤じその力で肝保護効果が向上!

05 細胞のおそうじ しそごま ふりかけ

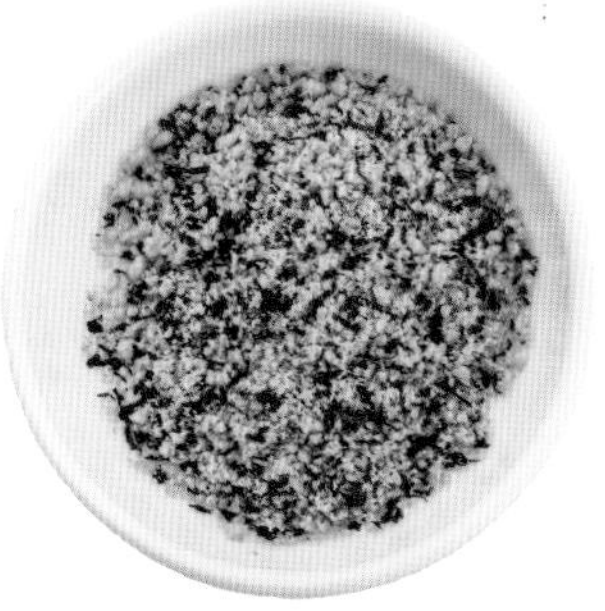

赤じそに多く含まれるロズマリン酸はポリフェノールの一種で抗酸化力抜群。ごまと合わせることで、肝保護効果がさらに上がります。

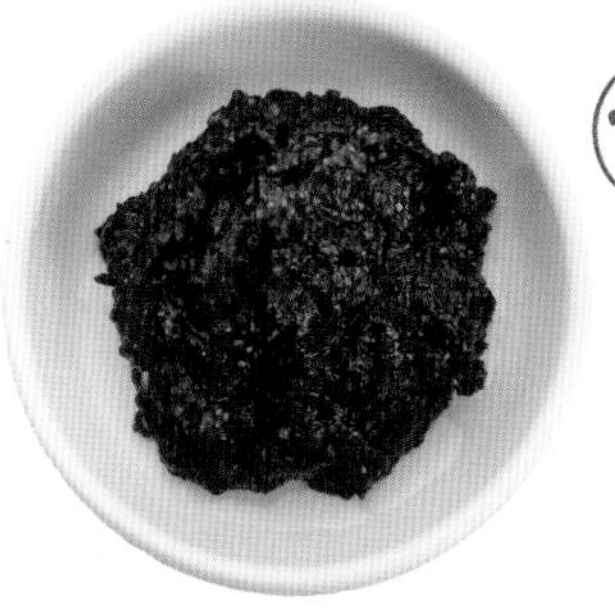

ウェットタイプ

ごま+大豆で腸内環境が整う!

06 細胞のおそうじ みそごま ふりかけ

みその製造工程で生まれる「メラノイジン」は、優れた抗酸化物質。ごまの抗酸化力を増強するほか、善玉菌を増やすなどの効果も!

こんな人にはぜひおすすめ!

細胞のおそうじふりかけの健康効果

ひと粒に栄養がぎゅっと詰まった「細胞のおそうじふりかけ」は、病気・老化を予防し、将来の強い体づくりに役立ちます。

風邪などの病気にかかりやすい人

ごまに含まれる亜鉛は、体の免疫機能を活性化させる大切な栄養素。ごまの亜鉛パワーで免疫力を底上げして、風邪などの感染症に負けない体をつくりましょう！

たんぱく質が足りない人

骨や筋肉といった体をつくる材料として絶対に必要なたんぱく質。100gあたり20gのたんぱく質を含むごまなら、ごはんやおかずにかけるだけで、手軽にたんぱく質をチャージできます。

高血圧で悩んでいる人

ごまのゴマリグナンやマグネシウム、トコフェロール（ビタミンE）には、優れた降圧作用があります。黒すりごまを毎日小さじ1杯とり続けたところ、1カ月後に血圧が約6％下がったというデータも！

お通じがよくない人

腸内環境を改善し、排便をスムーズにしてくれる食物繊維。ごまに含まれる食物繊維の総量は、なんとレタスの約12倍！ レタスには体を冷やす作用がありますが、ごまならその心配もありません。

肌や体に年齢を感じている人

肌とボディのアンチエイジングにも、ごまは効果抜群。美肌を育てるビオチン、糖質を効率よくエネルギーに変えて脂肪にさせないチアミン（ビタミンB_1）などを含む、まさに天然の若返りサプリ！

骨を丈夫にしたい人

カルシウム、マグネシウム、亜鉛といった、骨の健康に欠かせないミネラルもごまには豊富。いずれも普段の食事ではとりにくいので、骨《こつ》粗《そ》鬆症《しょうしょう》の予防にこのふりかけをしっかりとりましょう！

認知症リスクが気になる人

大量の酸素と糖をエネルギー源にしている脳は、じつはサビ・コゲリスクがとても高い臓器。細胞のおそうじふりかけで脳の神経や血管をダメージから守ることは、将来の認知症予防にもつながります。

貧血を解消したい人

赤血球をつくる鉄と、鉄の働きを助ける銅が豊富に含まれ、30gで1日の必要量の4分の1の鉄、1日の必要量に充分な銅をとることができます。疲れやすさやイライラも解消！

いつもの食事に混ぜるだけで手軽にお得に細胞のおそうじ！

2週間のモニターテストで検証

「細胞のおそうじふりかけ」で体調がよくなりました！

2週間、「細胞のおそうじふりかけ」を食べてもらい、その前後でいくつかの検査を行いました。毎日、すりごま大さじ2杯分を食事に取り入れた、その結果はいかに!?

体験者のほとんどが「お通じの改善」を実感

まず**「酸化ストレス度」**（※）は、体が活性酸素によってダメージを受けている度合いを示す値です。基準範囲は16・0〜24・0㎎／dL。40・1㎎／dL以上はかなり強度の酸化ストレスといえます。

「抗酸化力」（※）とは活性酸素によって体がサビつくのを防ぐ力で、2200μmol／L以上が基準値です。

「糖化年齢」（※）はAGEs（終末糖化産物）による体への影響を測る値で、6人中2人に改善が見られました。

「血圧」は上が120以下、下が80以下が望ましい正常血圧です。高血圧はもちろん、血圧が低すぎるのもよくありません。

「血清亜鉛値」は血液中の亜鉛濃度です。亜鉛が欠乏すると免疫をはじめ、体内でさまざまな悪影響が起こり得ます。

また、**「ブリストル便性状スケール」**とは便の形状と硬さを7段階に分類する指標で、「4」が最適値です。これは6人中5人の方に改善が見られました。

2週間という短期間ですし、数値の変化がふりかけの作用とばかりはいえませんが、効果の出方は人それぞれです。

この結果を参考に「細胞のおそうじふりかけ生活」に励みましょう。応援しています！

※酸化ストレス度OS、抗酸化力APの測定はSPOTCHEM IM機を使用。糖化年齢はAGEリーダーを使用。

CASE 1 | 俵木優子さん（55歳）

“体が軽くなり、朝の目覚めがよくなりました！”

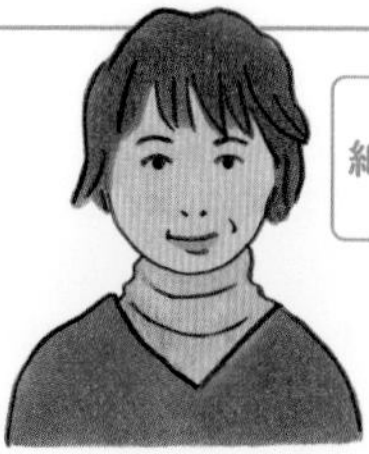

おすすめの細胞のおそうじふりかけ

しそごま

「『細胞のおそうじふりかけ生活』を始めてから朝の目覚めがよくなり、体が軽くなったと感じます。いろいろな細胞のおそうじふりかけを試したなかで、とくにしそごまはひとふりで味が決まるので、重宝しました。また、納豆にえびごまを入れて食べたら、しょうゆ少なめでもおいしくいただけました。以前はちょこちょこと間食をしてしまうことが多かったのですが、ごまのおかげで満腹感があり、間食をあまりしなくなりましたね。お料理にコクが出ておいしくなるうえに体の調子もよくなったので、これからも続けていきたいです」

	Before		After	
酸化ストレス度	41.5	➡	37.0	11%減！
糖化年齢	70歳	➡	65歳	5歳減！
血　圧	125／71	➡	118／78	正常血圧に！
血清亜鉛値	76.0	➡	88.0	欠乏から正常化
ブリストル便性状スケール	3.5	➡	4	最適値に！

たった2週間で糖化年齢 -5歳！

酸化ストレス度 11%減！

先生コメント

酸化ストレス度が改善していたということは、体の酸化状態が少しよくなってきたことを示します。また、摂取前は亜鉛欠乏症の状態でしたが、2週間のふりかけ摂取後に血清亜鉛の数値が正常化したのはよい傾向です。

CASE 2 廣井章子さん（45歳）

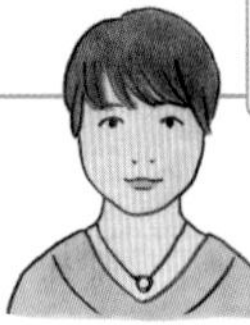

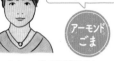

おすすめの細胞のおそうじふりかけ

アーモンドごま

“風邪がすぐに治ったのはこのふりかけのおかげ？”

「亜鉛の値が改善したと聞いて納得しました。じつは、２週間の間に風邪をひいてしまったんですが、すぐに治ったのは細胞のおそうじふりかけのおかげかもしれません。便通もよくなりましたし、体が元気になった気がします。私の使い方は、とにかく、何かにかける！　それぞれ味も違うので、『今日は何を使おうかな』と選ぶのも楽しかったです！」

	Before		After	
抗酸化力	3137.0	➡	3478.0	11%増!
血清亜鉛値	75.0	➡	89.0	欠乏から正常化

たった2週間で
亜鉛値が
正常化

先生コメント 酸化を防ぐ力が少し上がりました。また、ふりかけ摂取前には亜鉛欠乏症の状態でしたが、2週間のふりかけ摂取後に正常化しています。

CASE 3 松島多美子さん（67歳）

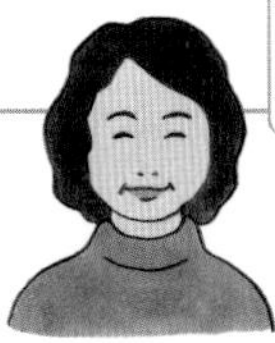

おすすめの細胞のおそうじふりかけ

みそごま

“腸の調子がよくなり排便の時間が安定！”

「細胞のおそうじふりかけを食べ始めていちばん驚いたのは、お通じがよくなったうえに、排便の時間まで安定したこと。腸内環境が整ったおかげか、体調もよくなったと感じます。ふりかけのなかではとくにみそごまがお気に入り。おみそ汁に入れると香りもよくなり、ごまも残さず食べられてよかったです。えびごま卵焼きもおいしくいただきました」

	Before		After	
血　圧	152／84	➡	127／76	上が25減!
ブリストル便性状スケール	3	➡	4	最適値に!

たった2週間で
上の血圧
25低下!

先生コメント 摂取前の血圧は「I度高血圧」（脳卒中や心筋梗塞のリスクがグッと上がり始める値）でしたが、2週間後にはほぼ正常血圧に改善していました（※）。

※日本高血圧学会「高血圧治療ガイドライン2019」より。

CASE 4　前田恵里子さん（57歳）

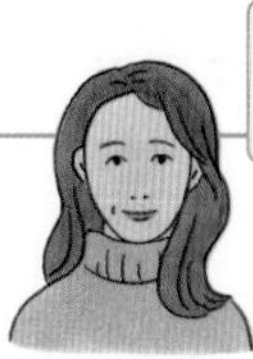

おすすめの
細胞のおそうじ
ふりかけ

きなこ
ごま

“お化粧のノリがよくなりました！”

「６種類の細胞のおそうじふりかけはどれもおいしくて、食事のバリエーションも広がったので楽しく続けられました。美肌効果があるのか、お肌の調子もよくなりましたね」

先生コメント　酸化ストレス度が改善し、悪玉コレステロールが異常高値だったのも2週間で正常化。糖尿病リスクが正常範囲になりました。

たった2週間で
酸化ストレス度
14%減！

CASE 5　田代由佳さん（40歳）

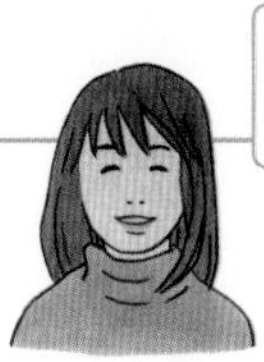

おすすめの
細胞のおそうじ
ふりかけ

えび
ごま

“イライラすることが少なくなりました！”

「出産後、寝不足もあってかイライラしてしまうことが多かったのですが、ふりかけを食べ始めてからイライラが少なくなりました。えびごまはコクが出るのでおすすめです」

先生コメント　糖化年齢が4歳若返り、低すぎた血圧が改善しました。イライラは亜鉛欠乏症のせいかもしれません。今後もふりかけで改善していきましょう。

たった2週間で
糖化年齢
-4歳！

CASE 6　藪下秀樹さん（59歳）

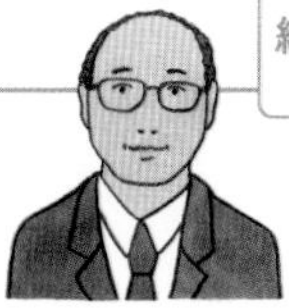

おすすめの
細胞のおそうじ
ふりかけ

かつおぶし
ごま

“「顔色がいい」といわれうれしいです！”

「体が軽くなったのか、通勤がすごく楽になりました。階段を上る足も軽い！　周囲から『顔色がいい』といわれることがあり、『抗酸化力が上がったのかな』とうれしく思います」

先生コメント　ブリストル便性状スケールが、かなり硬めの2.5から最適な4に改善されました。腸内環境を改善して免疫強化につながるのでよかったです。

たった2週間で
ブリストル
便性状スケールが
最適値の4に！

CONTENTS

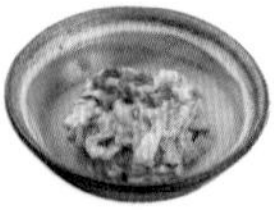

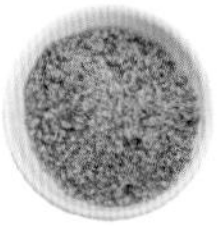

第1章

細胞を毎日きれいにしてフレッシュな体に！
「細胞のおそうじふりかけ」と「すりごま」

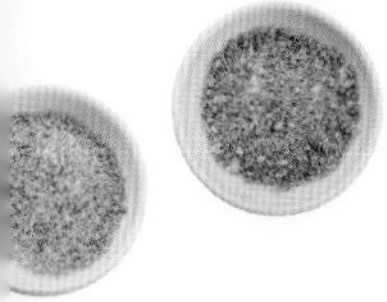

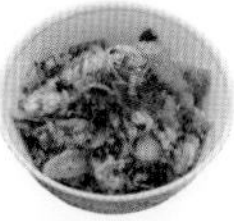

第2章 こんなにすごい！「細胞のおそうじふりかけ」のサビ・コゲ撃退作用

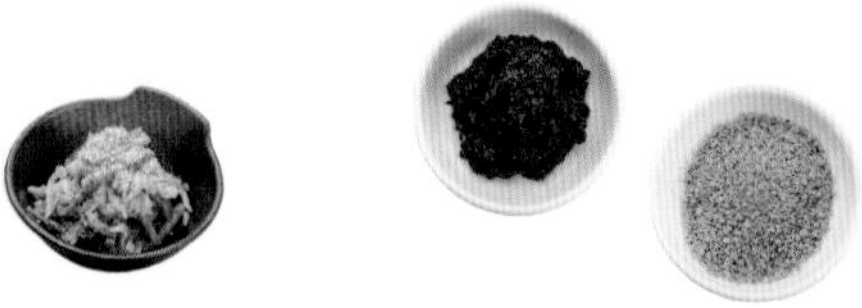

第3章

筋肉づくり、血管や腸の健康、骨の強化、肌や髪の美容まで

「細胞のおそうじふりかけ」の健康・美容効果

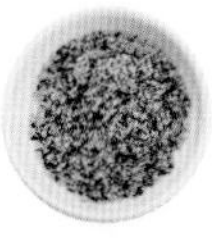
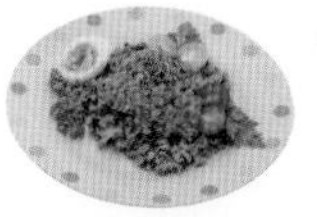
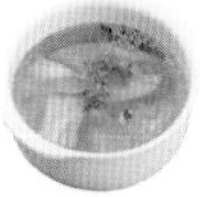

第4章

「かけるだけ」「まぜるだけ」で細胞がきれいに！

「細胞のおそうじふりかけ」の健康レシピ

主食

主菜

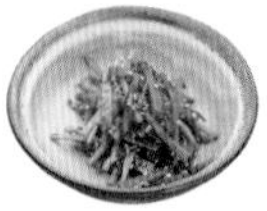
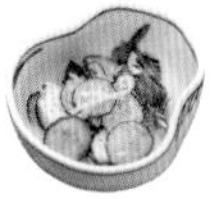
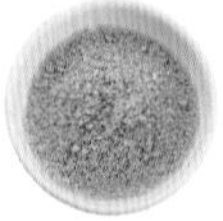

本書は2020年2月に弊社より刊行された『医師がすすめる 抗酸化ごま生活』を改題し、一部加筆修正したものです。

第1章

細胞を毎日きれいにして
フレッシュな体に!

「細胞のおそうじふりかけ」と「すりごま」

細胞の酸化と糖化を防ぎ、
一生元気な体をつくる
「細胞のおそうじふりかけ」。
さらに、筋肉づくりや美肌づくり、
腸や骨を強くするなどプラスαの
効果も備えたパワーを紹介します!

簡単でおいしい！

ひと工夫でごまの力をアップ

6つの「細胞のおそうじふりかけ」

食材を用意して混ぜるだけ！
「すりごま大さじ2杯分を含む量」を目安に
毎日食べましょう！

01 細胞のおそうじ かつおぶしごまふりかけ

ポイント

ダブルのたんぱく質で筋肉をつくりフレイル予防

加工する前のかつおの身は、ほとんどが水分とたんぱく質。その水分を乾燥させたかつおぶしは、成分の約80%ものたんぱく質が凝縮されています。同じく高たんぱくなごまと混ぜることで、たんぱく質をよりしっかりと補給でき、心身が衰えてしまうフレイルの予防効果も期待できます。

また、骨を強くするために欠かせないカルシウム、マグネシウム、ビタミンDなどの栄養素も豊富に含まれます。

かつおぶしパウダー　：　すりごま

※スーパーなどで購入できます。

1　：　1

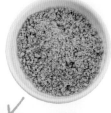

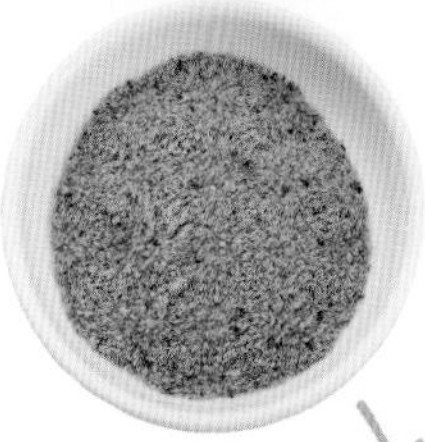

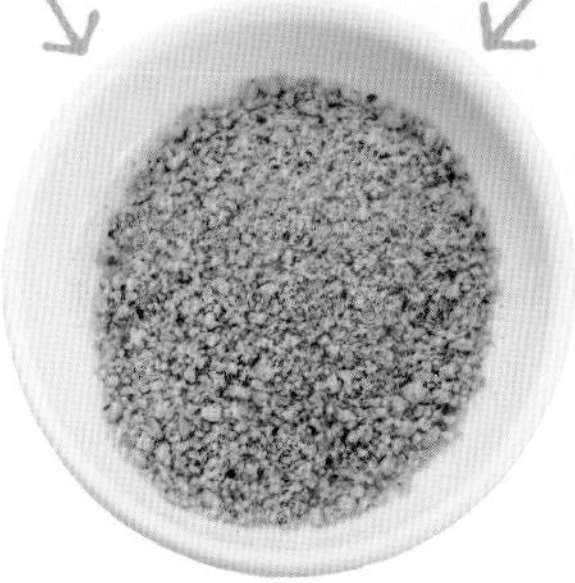

パワーアップ!

細胞のおそうじ
かつおぶしごま
ふりかけ

かつおぶしごまふりかけを使った細胞のおそうじレシピ例

体温め牛肉しぐれ煮風

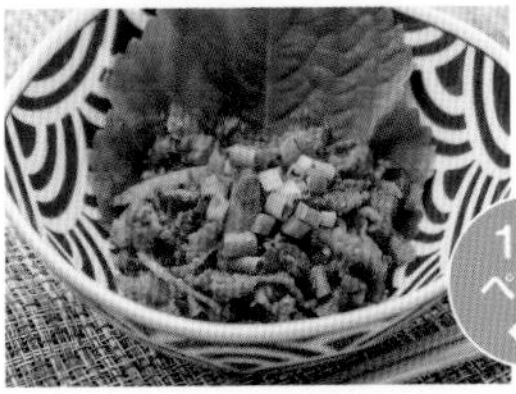

124ページ←

かつおぶしごま＋ピリ辛味で、食欲も増します。しょうがととうがらしの効果で、冷えの対策にもなります。

腸活炊き込みごはん

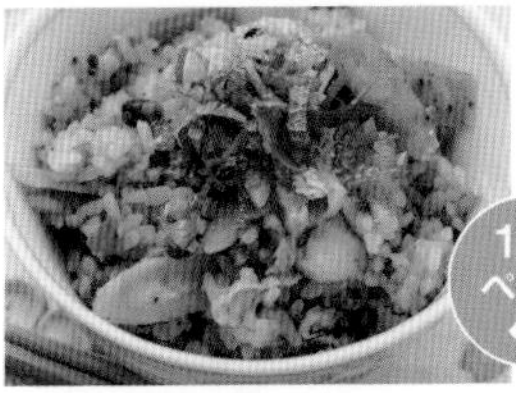

105ページ←

かつおぶしの風味が効いた、鶏肉と根菜の炊き込みごはん。炊き込みとふりかけにごまを使うので、ごまの栄養もたっぷり！

02 細胞のおそうじ

アーモンドごま ふりかけ

ポイント

ビタミンEと合わせて 抗酸化力がさらにアップ

ナッツ類は強い抗酸化力を持つビタミンEが豊富なことで知られていますが、なかでも断トツなのがアーモンドです。ピーナッツの約3倍ものビタミンEを含み、抗酸化力は抜群。ごまと組み合わせることで、ダブルで細胞の酸化を抑えてくれます。

さらにアーモンドの風味と甘みは、お料理との相性もばっちり。和洋さまざまなおかずからスイーツまで、幅広く使えます。

アーモンドを丸ごと粉砕したアーモンドパウダーで、栄養素を余すところなくとり入れましょう。

アーモンドパウダー

※スーパーの製菓コーナーなどで購入できます。

すりごま

1 ： 1

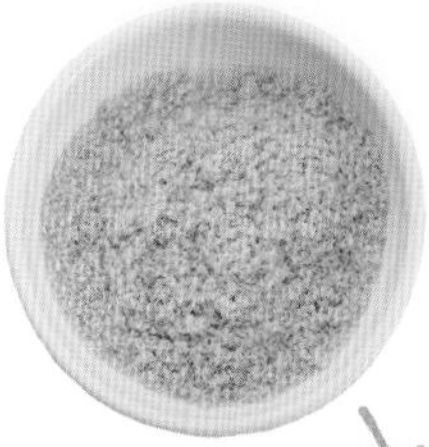

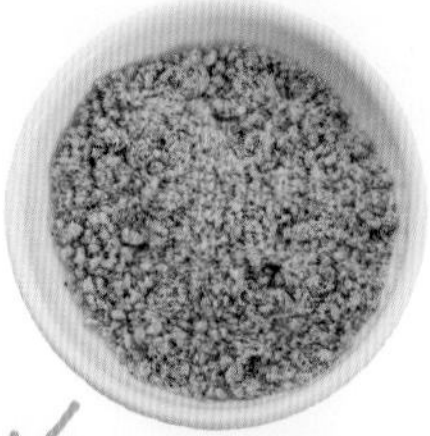

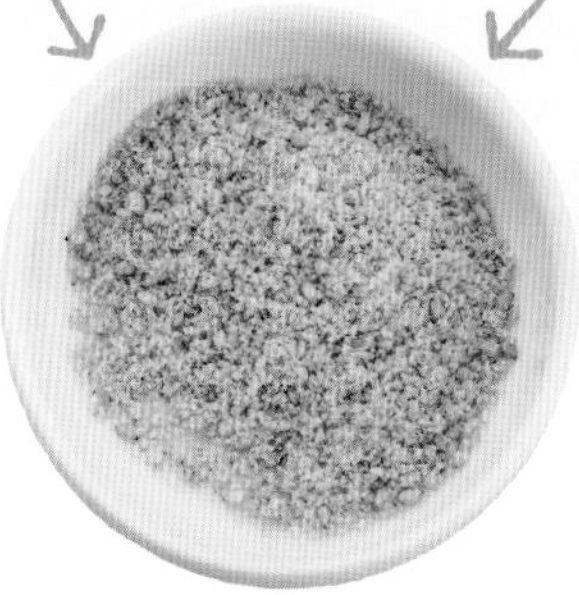

細胞のおそうじ
アーモンドごま
ふりかけ

パワーアップ!

生のアーモンドパウダーを使うときは、必ず加熱する料理に使用するか、すりごまと混ぜる前に、油を使わずにフライパンで炒って加熱してください。目安は弱火〜中弱火で2〜3分、淡いキツネ色になるくらいです。炒ることで香りもよくなります。

アーモンドごまふりかけを使った細胞のおそうじレシピ例

たんぱくいっぱい! ほたてのアーモンドごまあえ

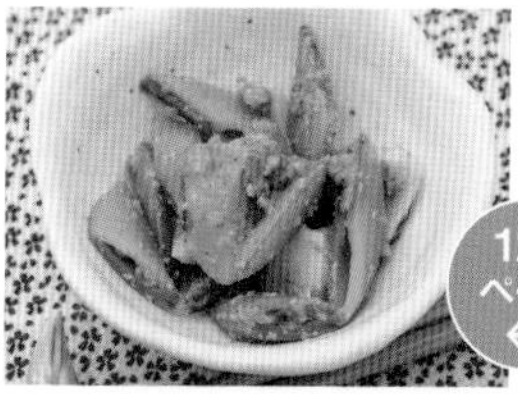

129ページ←

ゆでたスナップえんどうやほたてと混ぜ合わせるだけの簡単レシピ。低カロリーのほたてで、たんぱく質も摂取できます。

アーモンドごまのデトックスシチュー

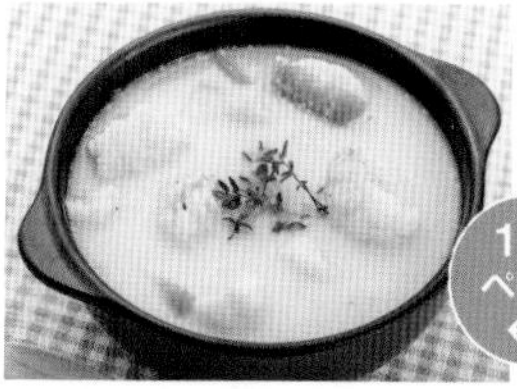

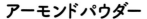

108ページ←

アーモンドミルクで煮込むシチュー。「アーモンドごまふりかけ」を使うことでアーモンドのビタミンEがたっぷり摂取できます。

03 細胞のおそうじ えびごま ふりかけ

ポイント

カルシウムの効果で骨粗鬆症予防にも

殻ごと食べられるのでカルシウムたっぷり！ 骨を強くし、骨粗《こつそ》鬆症《しょうしょう》予防も期待できるうえに、高たんぱく・低脂質のヘルシー食材・桜えび。アミノ酸由来の豊かなうまみが料理に風味を与えます。

赤色はアスタキサンチンという抗酸化物質で、美容液にも使われている有名な成分。ごまの細胞のおそうじ力を補強してくれます。

桜えびを粉末にした桜えびパウダーを使うことで、栄養を丸ごととれるうえ、さまざまな料理の隠し味にもなり便利です。

桜えびパウダー

※ネット通販などで購入するのが便利です。

すりごま

1 ： 2

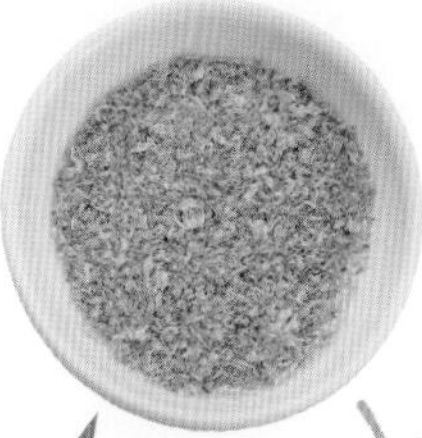

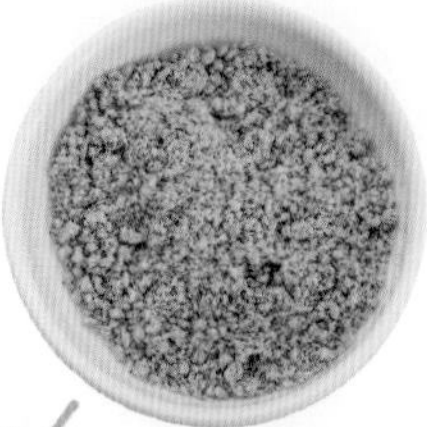

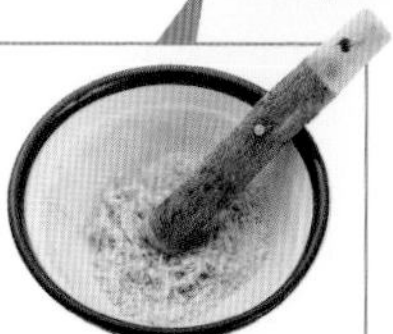

「桜えびパウダー」は、ミキサーを使って桜えびをパウダーにしても作れます。

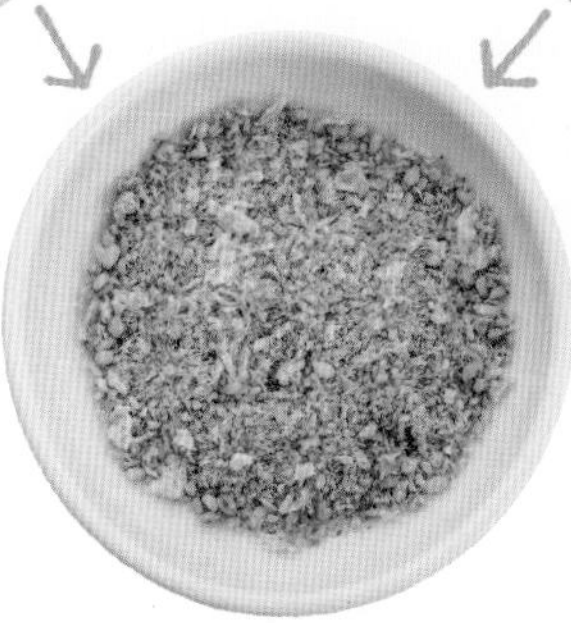

パワーアップ!

細胞のおそうじ
えびごま
ふりかけ

えびごまふりかけを使った細胞のおそうじレシピ例

強い体をつくるえびごま卵焼き

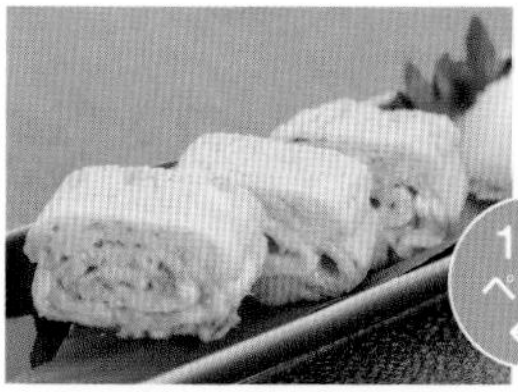

131ページ ←

桜えびの塩味と風味が効いているので、調味料も少なめで大丈夫！塩分控えめのヘルシー卵焼きです。

胃腸にいいお好み焼き

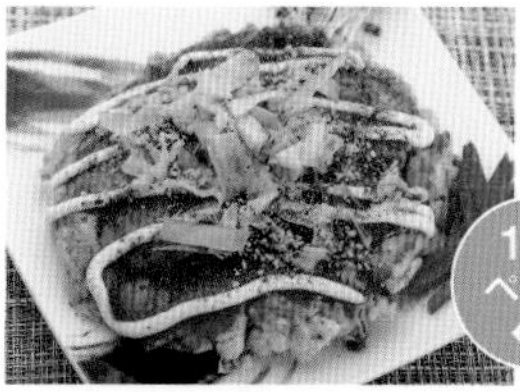

112ページ ←

たっぷりキャベツでいただく、えびの香り豊かなお好み焼き。糖質控えめで、ダイエットにもぴったりです。

04 細胞のおそうじ

きなこごま ふりかけ

ポイント

大豆イソフラボンの力で つやつや美肌づくり

きなこは、たんぱく質である大豆ペプチドや豊富な食物繊維など、大豆のよさを丸ごといただける食材です。女性ホルモンに似た働きをする大豆イソフラボンには、美肌づくりやホルモンバランスの乱れを調整するなどアンチエイジング効果が大！

糖質が含まれるためほのかな甘みを感じますが、分解に時間がかかる構造なので血糖値が急上昇しにくいのがポイント。

腹持ちもよいので、ダイエット中でも小腹を満たしたいときや甘味が欲しいときにぴったりです。

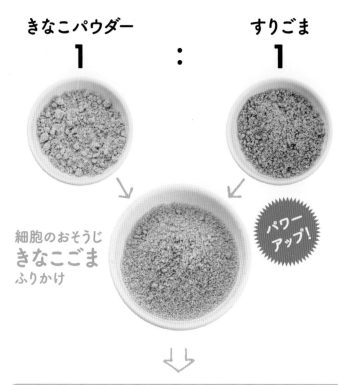

きなこパウダー　1　：　すりごま　1

細胞のおそうじ
きなこごま
ふりかけ

きなこごまふりかけを使った細胞のおそうじレシピ例

きなこごま安倍川もち

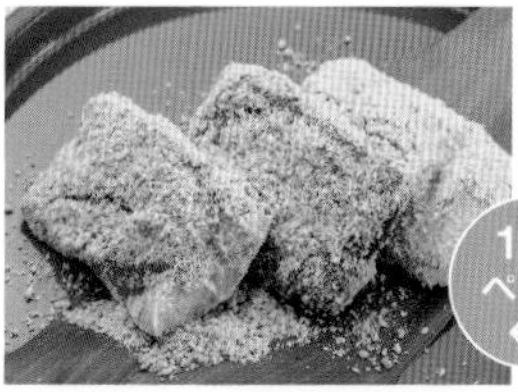
153ページ←

焼いたおもちに、きなこごまをたっぷりまぶすだけ。腹持ちもよく、3時のおやつにぴったりです。

きなこごまの低糖質クッキー

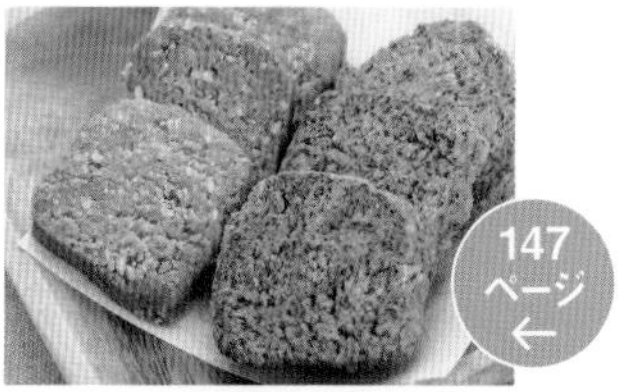
147ページ←

クッキー生地に混ぜるだけで簡単にできる、ごまたっぷりのクッキー。きなこの優しい甘みが特徴。

05 細胞のおそうじ

しそごま ふりかけ

ポイント

ポリフェノールの力で肝保護効果アップ

赤じそに多く含まれるロズマリン酸は、ポリフェノールの一種で抗酸化力が抜群。肝保護効果、抗アレルギー効果も得られるので、ごまと合わせることで抗酸化作用、肝保護効果がさらに上がります。

　また、しそ独特の香りは、ペリルアルデヒドという成分によるもの。抗菌・抗アレルギー作用を持つほか、食欲増進、消化を促す効果もあります。

　赤じそを乾燥させて粉末状にしたふりかけは、入手しやすいのもうれしい点。ごまと合わせてさまざまな料理に活用しましょう。

しそ

1

：

すりごま

2

※本書のレシピでは、三島食品株式会社の
「ゆかり」を使用しています。

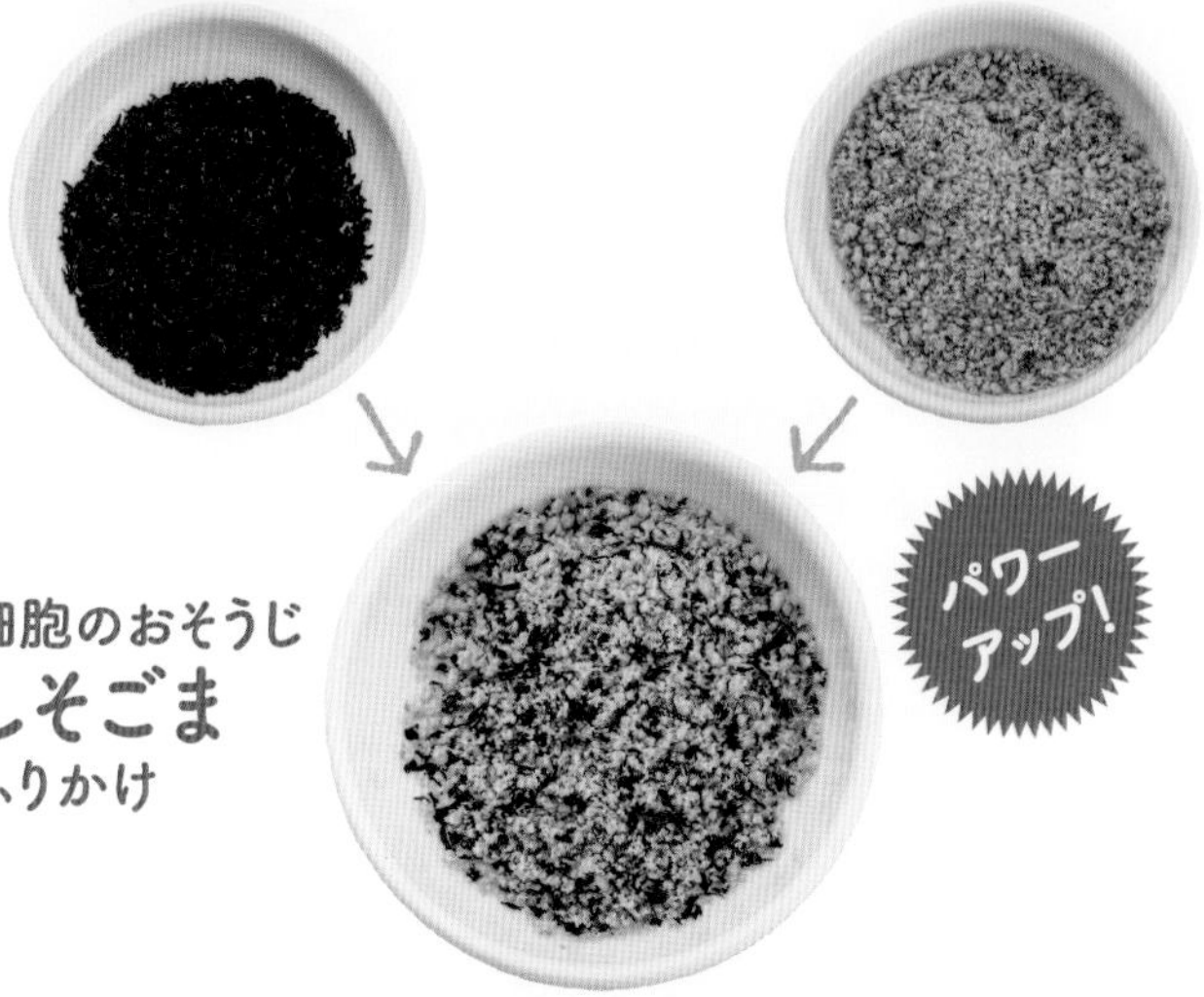

細胞のおそうじ
しそごま
ふりかけ

しそごまふりかけを使った細胞のおそうじレシピ例

鶏ささみとわけぎのしそごまあえ

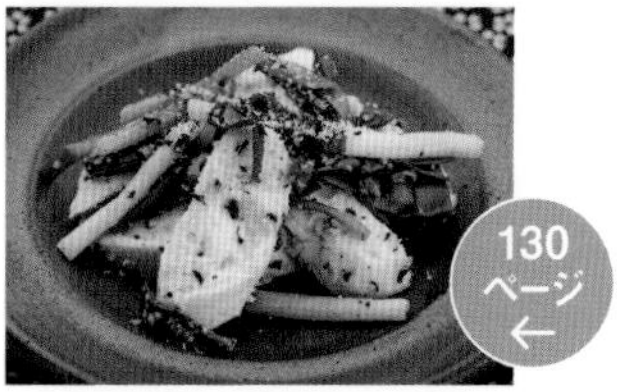
130ページ←

蒸したささみにあえていただく、ダイエットにもぴったりのレシピ。調味料少なめでも、しそごまが味のポイントに。

鶏むね肉の疲労回復しそごまパスタ

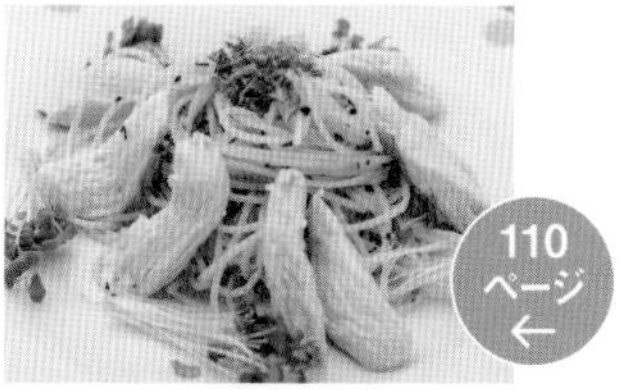
110ページ←

ゆでたパスタに混ぜ合わせるだけの簡単レシピ。蒸した鶏肉にしそごまの酸味が合う、さっぱり味のパスタ。

ウェットタイプ

06 細胞のおそうじ
みそごま
ふりかけ

ポイント

大豆の発酵パワーで腸内の善玉菌が増える

大豆を発酵させることによって生まれる、さまざまな有効成分を含むみそ。そのひとつが、メラノイジンという褐色の抗酸化物質です。体内の活性酸素を除去するほか、腸の善玉菌を増やす作用も。

このメラノイジンを含むみそと、食物繊維たっぷりのごまを組み合わせたウェットタイプのふりかけで、細胞のおそうじと腸内環境の改善にダブルの効果が期待できます。

ごはんにも、相性ばっちりのみそごま。からめるだけでおいしいおかずが作れる万能調味料として重宝します。

八丁みそ　みりん　すりごま

1 : 1 : 2

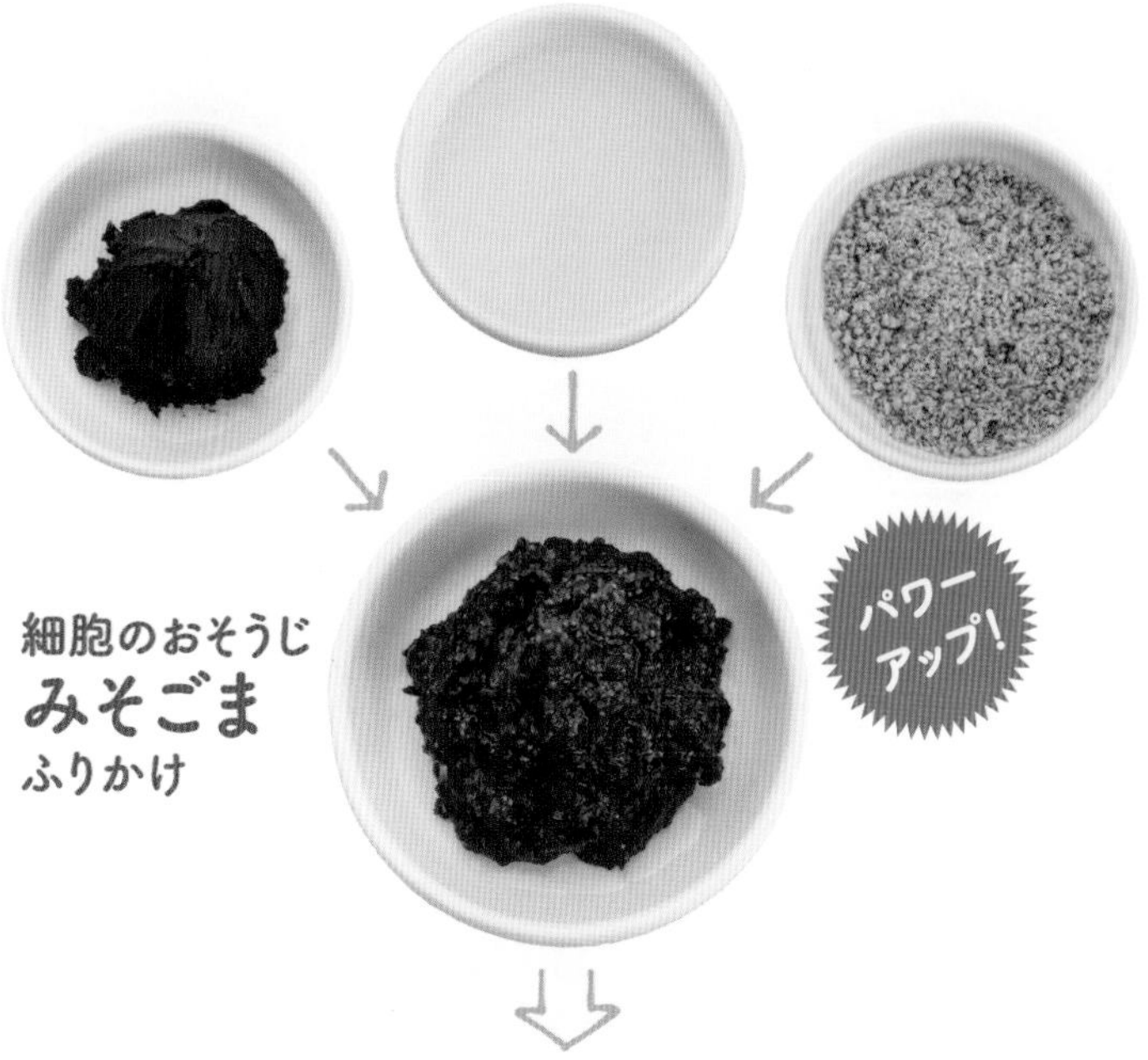

細胞のおそうじ
みそごま
ふりかけ

みそごまふりかけを使った細胞のおそうじレシピ例

みそごま白あえ

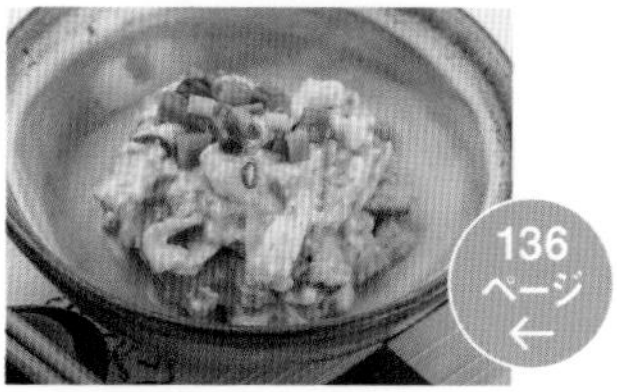

いつもの白あえも、みそごまを使うことで抗酸化力がさらにアップ！　みそのまろやかさでうまみも増します。

疲れがとれるみそごまポーク

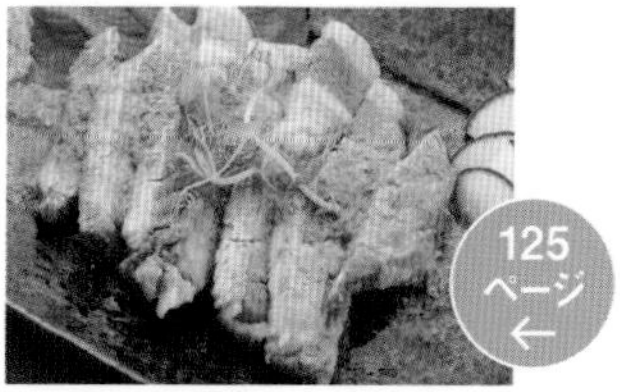

豚肉をみそごまふりかけにしっかり漬け込んで。豚肉もごまもビタミンB群が豊富なので、疲労回復効果もあります。

「細胞のおそうじふりかけ」で、朝・昼・晩と、手軽に細胞をおそうじ

6つの「細胞のおそうじふりかけ」の使い方は、**お好きなメニューにかける・混ぜる・あえるだけ！**

華やかな彩りの「えびごまふりかけ」は、サラダのトッピングや卵焼きの具材に。かつおぶしの風味豊かな「かつおぶしごまふりかけ」は、定番のおにぎりやあえものほか、みそ汁にもおすすめ。

濃厚な「みそごまふりかけ」は、蒸し鶏や野菜などの淡白な食材と相性ぴったり。さわやかな味わいの「しそごまふりかけ」は、ひとふりで味が決まるのが重宝。主食からおかずまで、調味料感覚で使えます。

「アーモンドごまふりかけ」「きなこごまふりかけ」は、スイーツ風のメニューにも応用OK。ヨーグルトやおもちなどに合わせて、お子様とご一緒にどうぞ。

朝・昼・晩の3食からおやつまで、さまざまなアイデアをお楽しみください。

かける・混ぜる・あえるだけでOK

朝食にも取り入れやすい!

納豆に!

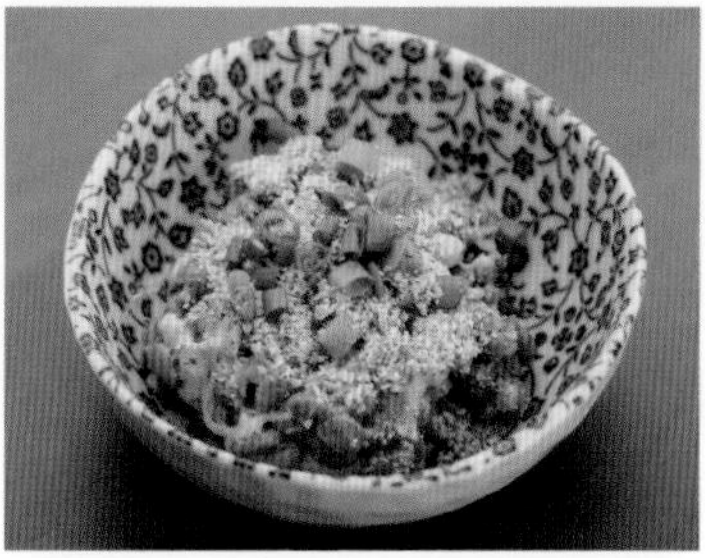

香りとうまみ豊かな「かつおぶしごまふりかけ」をあえれば、ごはんにも豆腐にも合う一品に。「みそ」「しそ」「えび」も好相性で、いつもの朝食に楽しい変化が。

パンに!

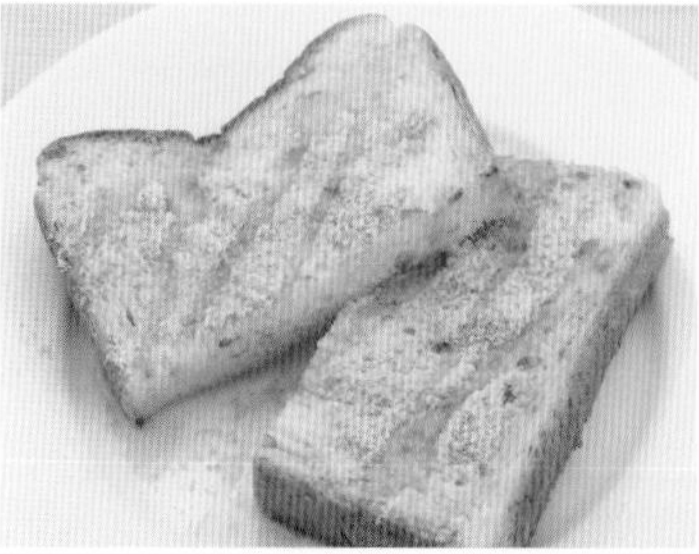

香ばしい「アーモンドごまふりかけ」(※)をトーストにかけて、たんぱく質を補給。ほっこり優しい風味の「きなこごまふりかけ」は、緑茶にもよく合います。

おみそ汁に!

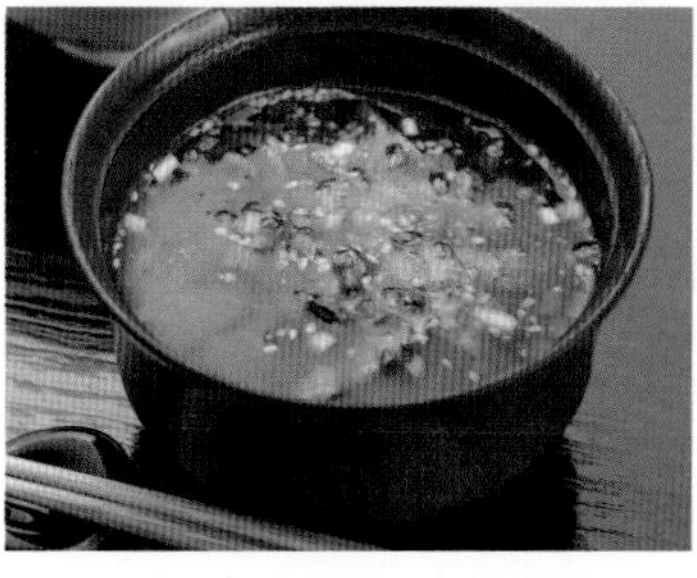

「みそごまふりかけ」でおみそ汁を作ると、栄養価だけでなく風味もアップ。人数分の「みそごまふりかけ」を豆乳スープに溶き入れてアレンジするのもおすすめ。

ヨーグルトに!

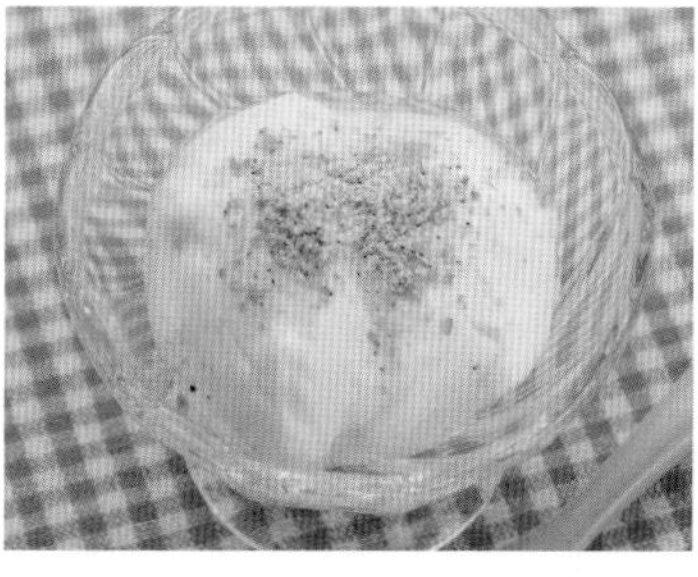

「アーモンドごまふりかけ」(※)や「きなこごまふりかけ」を混ぜると、ヘルシーなのにスイーツのような満足感。豊富なたんぱく質のおかげで、腹持ちもいい!

※アーモンドパウダーを加熱したものを使用してください(29ページ参照)。

いつもの料理にかけるだけで毎日「細胞のおそうじ」

ごまはほかに類を見ないほど、**毎日の食事に取り入れやすいスーパーフード**です。まず、手に入りやすいこと。近所のスーパーなどに行けばすぐ見つかりますし、お値段もお手頃なので、毎日続けても家計の大きな負担にはなりません。

そのままふりかけたり、あえたり、混ぜたりするだけでいただけます。

いろいろな食材と組み合わせやすく、**独特の香ばしい香りやコクでお料理もおいしく**なり、主食からおかず、おやつまで、アイデアしだいでバリエーションが広がります。お子様をはじめ、ご家族の好き嫌いの心配も少ないでしょう。

クリニックの食事指導でも、食べやすく手軽なごまはとても重宝しています。

細胞のサビやコゲは、私たちの生命活動の副産物として毎日起きているので、抗酸化力・抗糖化力のある食材も、毎日とることが大切です。

「細胞のおそうじふりかけ」でごまをメインの食材にしたのは、そんな「**特別にがんばらなくとも毎日続けられる**」ところにも注目したからです。

ひと粒に細胞のおそうじパワーがぎっしり！セサミンのすごい力

ごまが「すごい！」といわれる理由は、ごま特有の成分「ゴマリグナン」にあります。ごまひと粒のうち1％ほどの微量成分ですが、その中に**健康パワーがぎゅっと詰まっている**のです。

代表的なものが、**「ごまの栄養素」「若々しさをサポートする」としてよく知られるセサミン**。じつはゴマリグナンの成分のひとつで、とくに含有量の多い物質です。

このセサミンをはじめとするゴマリグナンには、高い抗酸化力が認められており、次のような働きを持つことがわかっています。

・**細胞の炎症を抑える**……ここでいう「炎症」とは、皮膚が赤くかぶれたりすることではなく、体内の細胞が「炎症性物質」を分泌することです。炎症が起きると、細胞や、細胞核の中のＤＮＡが傷つけられ、あらゆる病気の原因になりますが、ゴマリグナンにはこれを抑える**「抗炎症作用」を持つ成分**があります。

・**肝臓を保護する**……セサミンは、肝臓まで届いてから抗酸化物質に変わり、**肝臓を保護する働き**があります（70ページ）。

・**抗がん作用**……細胞の異常増殖やがん細胞の転移を抑えたり、異常を起こした細胞のアポトーシス（自滅）を促したりする作用があります。

小さなひと粒ひと粒の中に、これだけのパワーを秘めている食材はごまだけでしょう。「細胞のおそうじふりかけ」を毎日コツコツと食べれば、そのパワーを余すところなく体にとり込むことができます。

ゴマリグナンの主要成分

セサミノール グルコシド

水溶性。体内に入ると、酵素の作用でセサミノールに変わり、抗酸化性を持つようになる。

セサモリン

脂溶性。セサモリン自体に抗酸化性はないが、焙煎《ばいせん》、精製の過程でセサモール、セサミノールに変わり抗酸化性を持つようになる。

セサミン

脂溶性。セサミン自体に抗酸化性はないが、肝臓まで届くと抗酸化物質に変わる。

医師考案の「細胞のおそうじふりかけ」は栄養を吸収しやすい「すりごま」を使用！

ごま製品のなかでも、抗酸化力・抗糖化力を丸ごと吸収できて、なおかつ手軽に使いやすいのは**「すりごま」**です。なぜなら、堅く厚い皮がすりつぶされていて、栄養素を吸収しやすいから。そして粉状なので、ふりかけたり混ぜたりするだけで、どんなお料理にもすぐ使えるうえに、香りやコクも出て**料理がおいしくなる**からです。

そんなすりごまをベースに、より効果的な「ごま生活」を送るために私が考案したのが、この本でご紹介する**「細胞のおそうじふりかけ」**なのです。

すりごまとかつおぶし、アーモンド、桜えび、きなこ、しそ、みそをそれぞれ混ぜ合わせた**6つの「細胞のおそうじふりかけ」を食事に取り入れれば、その抗酸化力はさらにパワーアップ！**

作り方とその効能は、26〜37ページで解説しましたので、そちらをご覧ください。

皮の色の違いで風味も変わります

基本のごまは3種類!

白ごま

世界各地で生産されている、もっともポピュラーな品種。黒ごまより脂質の量がやや多いため、ごま油の原料としても使われています。マイルドな風味と色合いで、さまざまな料理に合わせやすいごまです。

金ごま

明るい黄金色の外皮からこう呼ばれます。ごまのなかでも際立って香り高く、コクも豊か。希少な高級品として、懐石料理などに多く使われるごまです。トルコ産が有名ですが、近年は国産も増えています。

黒ごま

料理のアクセントになる外皮の黒色は、アントシアニンという抗サビ物質によるもの。わずかな差ながら、ほかのごまより抗酸化力が期待できます。香りが強い一方、脂質は少なくあっさりした味わいです。

皮がついたままの「いりごま」は、お料理の見映えや食感にアクセントをつけてくれるものですが、せっかくの栄養素を充分吸収できないまま、体の外へ排出されてしまうことが多いといえます。

また、皮をむいてあるタイプのごまも市販されていますが、野菜でもフルーツでもお魚でも、栄養素は皮に近い部分に多いもの。**ごまのパワーを重視するなら、やはり皮ごとすりつぶしたすりごまのほうがおすすめ**です。

すりごまには、パックに入った市販品と、いりごまをすり鉢《ばち》やミキサーでする場合とがありますが、目的ごとに使い分けて。

開封して長い間放置すると酸化してしまうので要注意。

60g程度のパックなら、1週間弱くらいで使い切りましょう。

豊かな香りを楽しむために自分ですってもOK!

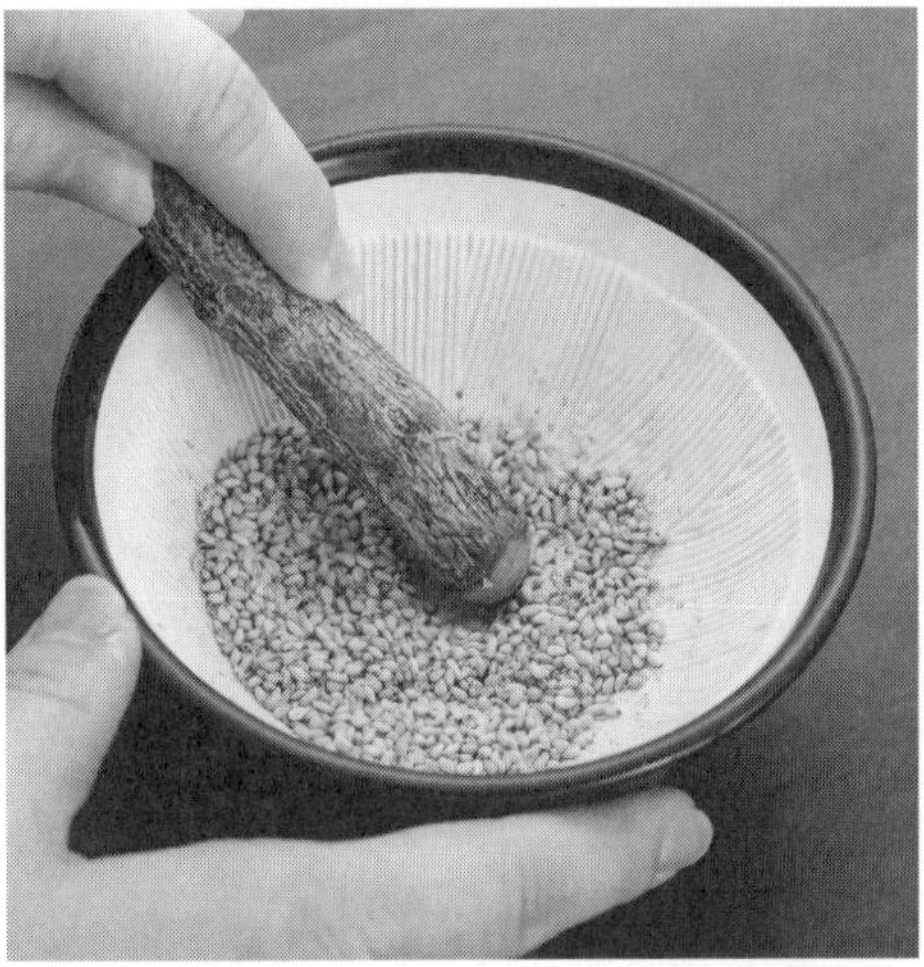

もちろん市販のすりごまでも十分ですが、すり鉢とすりこぎを常備して、いりごまをその都度すれば、より新鮮なごまの風味を楽しめます。

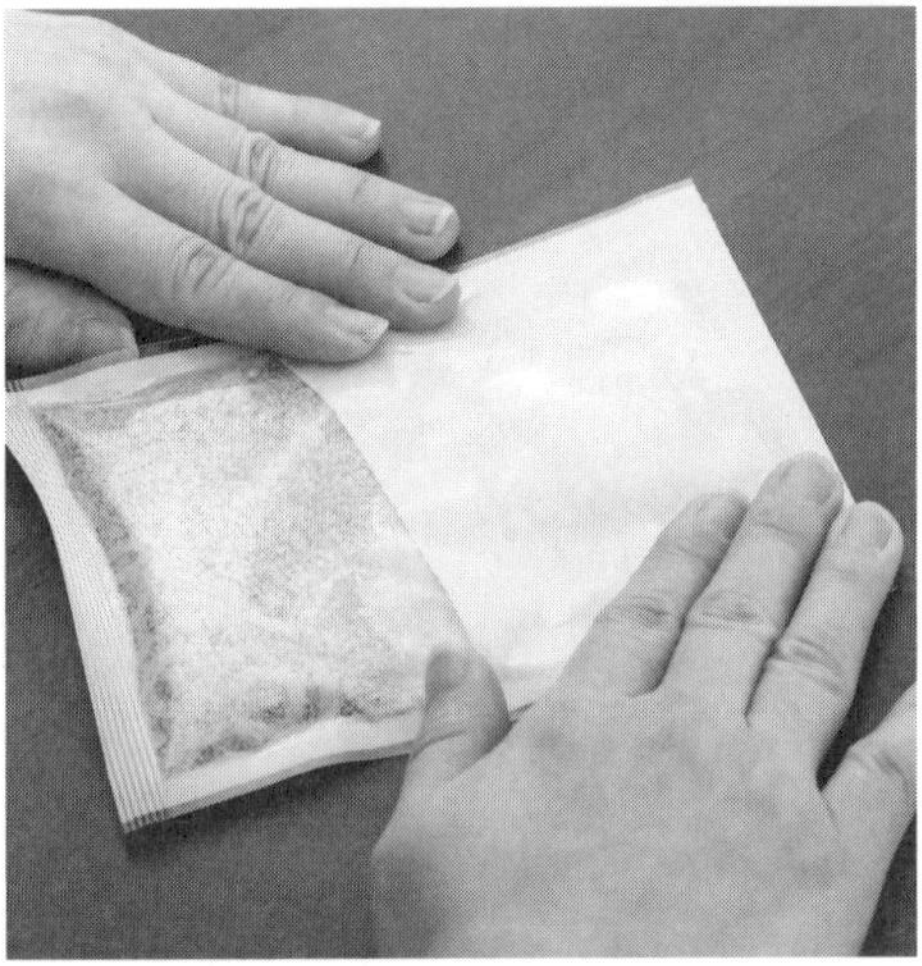

保存する場合は、袋の中の空気をなるべく抜いて酸化を防ぎ、冷蔵庫で保管しましょう。

細胞の「レセプター」をごまに反応させよう！

現代人の食生活は、細胞の酸化（サビ）と糖化（コゲ）を進めやすい食べ物だらけ。たとえば、揚げ物やスナック菓子には、酸化した油脂が含まれています。甘いケーキやアイスクリームには、もちろん砂糖がたっぷり。

抗酸化・抗糖化対策にはこうした食べ物を避けることも必要なのですが、「おいしいものをがまんするなんて無理！」と思われる方も少なくないことでしょう。

脳にとって糖はエネルギー源なので、脳が甘いものを欲してしまうということもあります。でもじつは、**体に悪いものをおいしく感じるのには、細胞の「レセプター」も関係している**のです。

細胞には、「レセプター」というアンテナのようなものがあり、刺激を受けるものの量に応じて出たり引っ込んだりしています。たとえば、味の濃いものをよく食べている方は、塩味に反応するレセプターがたくさん出ているので、塩分に対して「おいしい」「もっと食べたい」と感じます。

ところが、食べる回数と量を減らすと、塩分に反応するレセプターは徐々に引っ込んで少なくなるので、自然と**薄味でもおいしいと感じるようになる**のです。

このレセプターのしくみを利用すれば、**食生活は誰でも無理なく変えられます**。そして、**味の濃い食べ物を抑制するのに最適なのが、ごま**です。

ごまは風味豊かなので、毎日ごまをとることで、ごまの風味にレセプターが反応して、塩分や調味料を減らしても、脳が「お

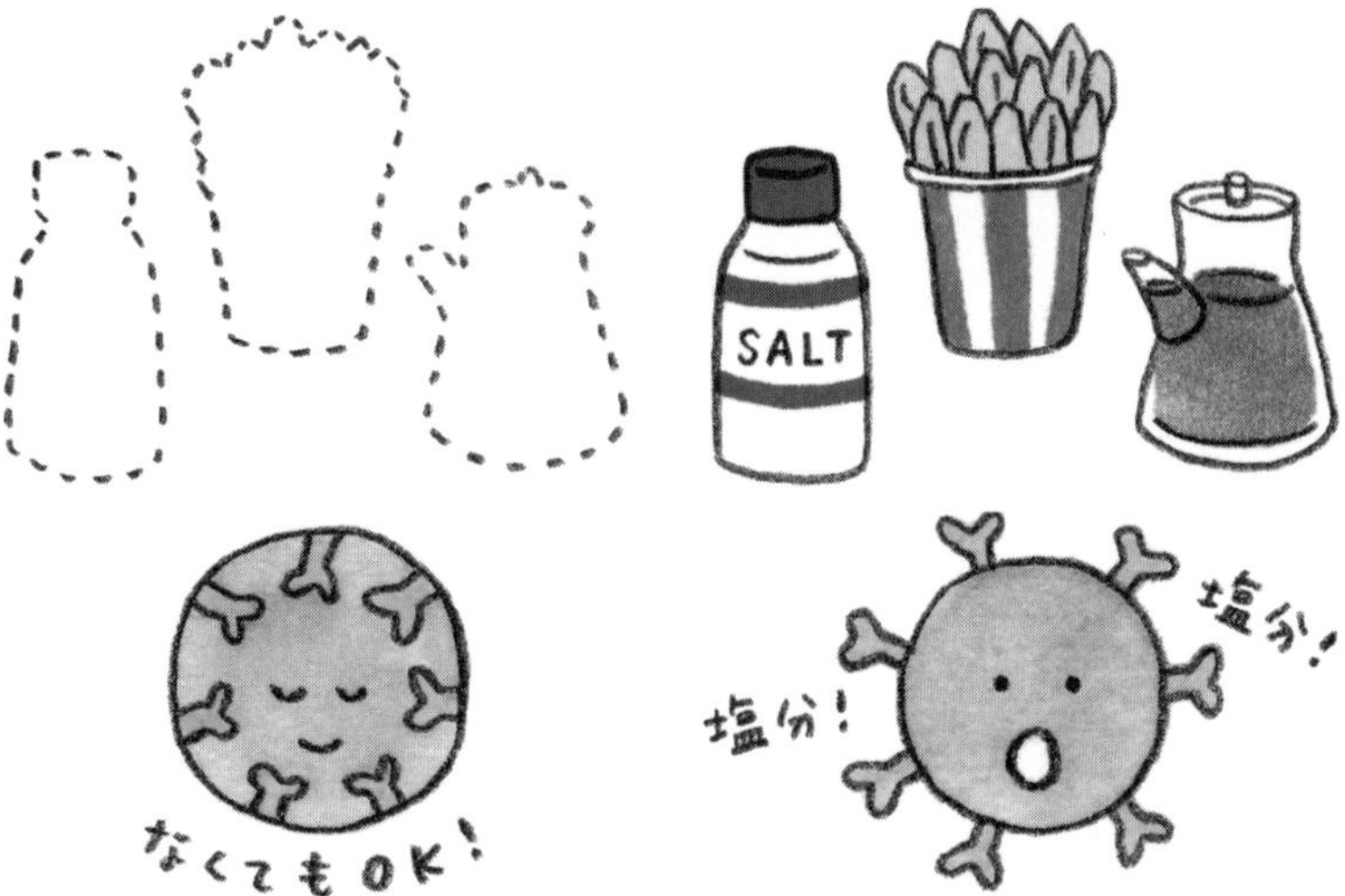

いしい」と感じるようになります。さらに「細胞のおそうじきなこごまふりかけ」や「細胞のおそうじえびごまふりかけ」なら、天然の甘みや塩味を摂取することもできます。

毎日の「細胞のおそうじふりかけ生活」は、**体によくないものを抑制する効果**もあるのです。

COLUMN

「細胞のおそうじふりかけ」のメイン食材

「ごま」の素朴な疑問に答えます

Q 一日にどれだけ食べても大丈夫ですか？

A 大さじ2～3杯をめどに

ごまに限らず、どんなに体によいものでも、食べすぎると体に悪い作用が出ることがあります。すりごまの分量にして、多くても一日に大さじ4杯くらいまでにしておきましょう。

Q いつ食べるのがベストですか？

A おすすめは朝か昼

朝昼晩、いつ召し上がっていただいても効果に大差はありませんが、夜遅くの摂取は脂質が蓄積されやすくなります。夕飯の時間が遅くなるなら、朝や昼に食べていただくのがおすすめです。

Q ごまの保存法は？

A 空気を抜いて、冷暗所で保存

すりごまは酸化しやすいので、チャックつきの袋の場合は、中の空気をしっかりと抜いてチャックをきっちり締め、冷蔵庫など、気温が低めの明るくないところで保管してください。

Q 市販のすりごまは栄養面で劣りませんか？

A 栄養価はまったく同じです

すり鉢ですったいりごまと比べて、市販のすりごまは栄養面でまったく劣りませんので安心して利用してください。すりたての香りを楽しみたいときは、いりごまをすり鉢でするのもいいでしょう。

Q アレルギーはありますか?

A 頻度は低いですが、あります

それほど頻度は高くはありませんが、ごまにアレルギー反応を示す方はいらっしゃいます。ごまに限らずどんな食べ物にもアレルギーの可能性はありますので、体に合わない場合は摂取をお控えください。

Q 赤ちゃんは生後何カ月くらいからOK?

A 生後7カ月ごろから

すりごまは、生後7カ月ごろから離乳食に加えていただいて大丈夫です。どの食材もそうですが、初めてあげるときは少量から与えて、皮膚や全身の状態をよく観察しつつ、量を調整していくようにしてください。

Q 毎日食べても太りませんか?

A カロリーはありますが、太りません

すりごま大さじ2杯なら約98kcalと、白いごはん100gと同じくらいのカロリーですが、ごまは食物繊維やたんぱく質、ビタミン、ミネラルなどの栄養素を含みます。大さじ2杯程度を食事に足すことで太るということはありません。

Q 料理でごまを使うベストなタイミングはいつ?

A 仕上げに使うのがベスト

どの食材も加熱すればするほど「糖化」してしまいます。もちろん、ごまも同様。できるだけ加熱を避けるため、調理のさいごに加えるか、完成した料理にふりかけるようにしましょう。

第2章

こんなにすごい!

「細胞のおそうじふりかけ」のサビ・コゲ撃退作用

病気や老化の原因となる「酸化（サビ）」と「糖化（コゲ）」。
ここではその原因と、
サビ・コゲを防ぐ調理法、健康法をご紹介。
さっそく毎日の食事に「細胞のおそうじふりかけ」を
取り入れて、抗酸化生活を始めましょう！

「細胞のサビつき」はなぜ起こる？

「細胞のおそうじふりかけ」が老化を防ぐ理由のひとつは、細胞の**「酸化（サビ）」を抑える作用がある**ためです。

酸化とは、老化や病気の大きな原因。鉄が酸素と結びつくとサビるのにたとえて、「細胞のサビつき」ともいわれますが、いったいなぜ起こるのでしょうか？

私たちは普段、呼吸によって酸素を体に取り込んでいます。酸素は、体にとって必要なエネルギー源のひとつですが、体内でつくり出せず、ためておくことができないので、私たちはつねに呼吸しているわけです。

ところが、吸い込んだ酸素が体内で化学反応を起こし、同時に「活性酸素」「フリーラジカル」という物質も生まれます。これらは強い酸化力を持っていて、病原菌などを撃退する役目を果たしているのですが、過剰につくられると健康な細胞まで酸化させてしまいます。つまり、**体の細胞をサビつかせてボロボロにしてしまう**のです。

これが、酸化という現象です。

酸化を進ませるものは、酸素のほかに、熱、光が挙げられます。たとえば、皮をむいたりんごを、暖かくて直射日光が当たっているような場所に置くと、より早く傷んでしまいますね。私たちも、暖かく、日光のある場所で生きていますから、**刻々と酸化が進んでいく**のです。

もし酸化を完全に避けようと思ったら、真空パックに入って、冷たく真っ暗い冷蔵庫のようなところにいなければなりません。

つまり**酸化とは、生きていくうえで決し**

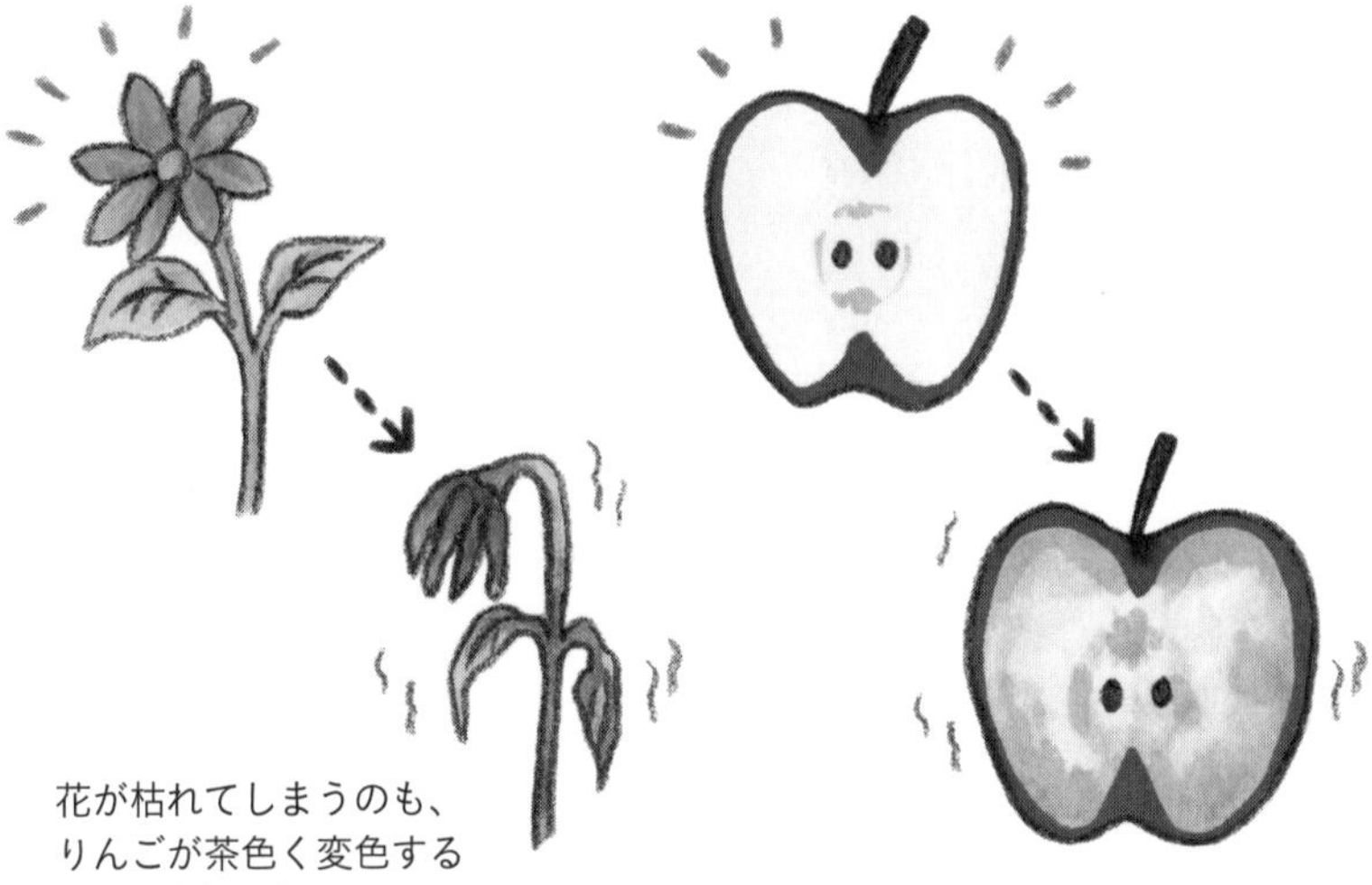

花が枯れてしまうのも、
りんごが茶色く変色する
のも、酸化現象のひとつ。

て避けられないもの。私たちの体が、生命を維持するための活動と同時に生まれる、副産物のようなものなのです。

「サビ」も怖いが「コゲ」も怖い！「糖化」したら戻れない!?

「サビ」にたとえられる酸化に対して、「コゲ」にたとえられるのが糖化です。

パンケーキを焼くとこんがりキツネ色の焼き目がつくのと同じように、じつは私たちの体もコゲついています。これも、**老化や病気を引き起こす大きな原因**なのです。

糖化を簡単に説明すると、たんぱく質と糖を、時間をかけて加熱したとき、「**AGEs（終末糖化産物）」という茶色い物質ができる**ことをいいます。本書の冒頭（7ページ）で触れたように、パンケーキも卵と牛乳（たんぱく質）を小麦粉（糖質）と混ぜて数分かけて焼いたので、茶色いコゲができた（AGEsができた）わけです。

このＡＧＥｓは、次のふたつのルートで、私たちの体にたまっていきます。

①内因性（体の中で起こる）……食べ物からとった糖が、体の中のたんぱく質と結びつき、年齢と同じ時間をかけて体内で加熱され続けてＡＧＥｓができる。

②外因性（体の外で起こる）……たんぱく質と糖を加熱調理したパンケーキのように、ＡＧＥｓを含むものを外から取り込む。

こうして体内にたまっていったＡＧＥｓは、骨、血管、皮膚、脳など体中にこびりつき、その部分を茶色くコゲたように劣化

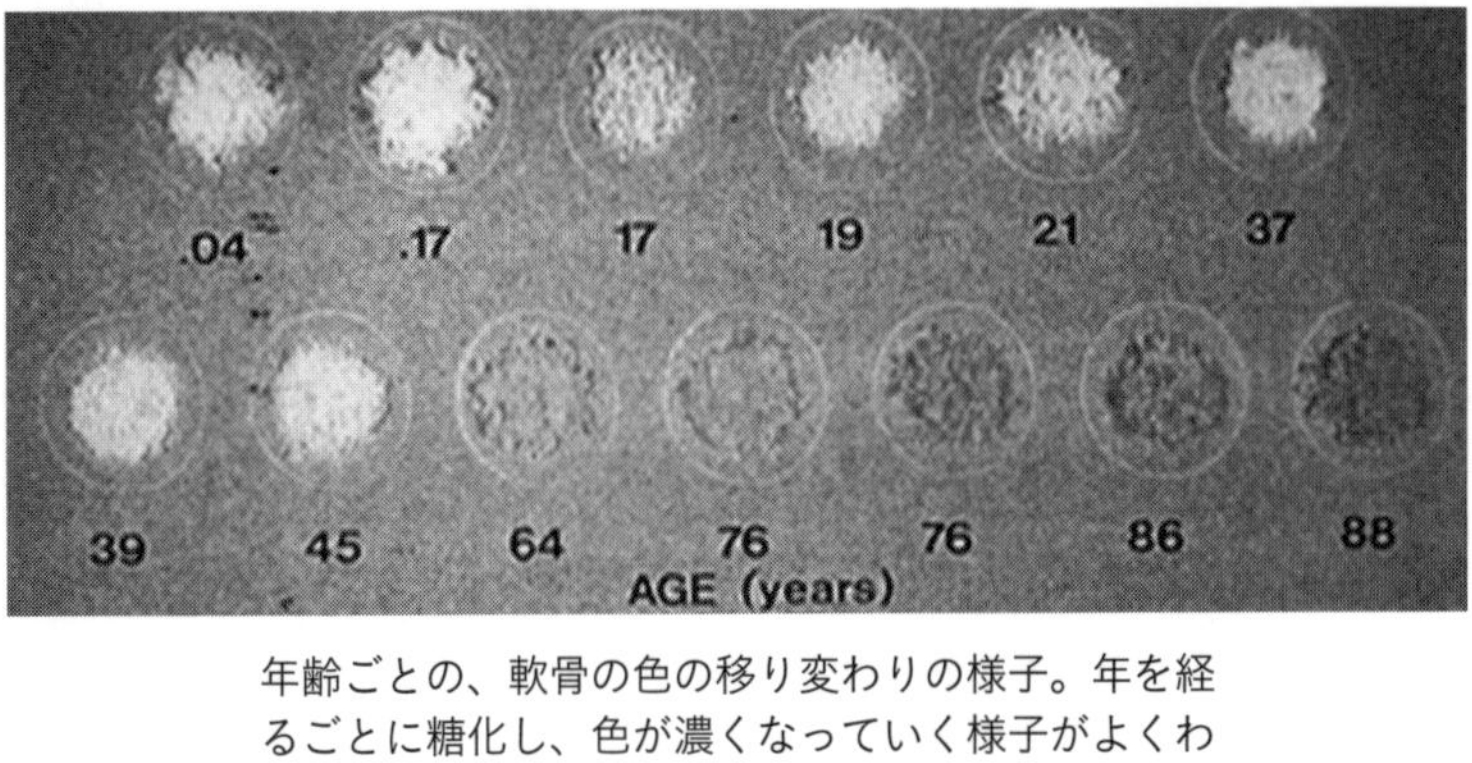

年齢ごとの、軟骨の色の移り変わりの様子。年を経るごとに糖化し、色が濃くなっていく様子がよくわかります。
（出典「オランダ、フローニンゲン医科大学教授SMIT先生資料」より）

させてしまいます。しかも、**AGEsによって劣化した部分は、もとに戻ることはありません**。

とはいえ、糖化を引き起こす原因である糖は、人間にとって断つことのできないエネルギー源です。

もし糖質を完全に断ってしまったら、健康な体を維持することができず、やがて死に至ります。つまり、糖化も酸化と同じく、人間が生命を維持する限り、完全には避けられない現象なのです。

がん、動脈硬化、認知症……こんなにある「サビ」「コゲ」のリスク

細胞の酸化（サビ）と糖化（コゲ）は、毎日知らないうちに起こっているもの。進むにまかせていると、体の組織はどんどん劣化してしまい、以下のような事態を引き起こす可能性があります。

・**がん**……人体にはもともと、がん遺伝子があります。このがん遺伝子を抑え込むために、ＤＮＡには「がん抑制遺伝子」というものがセットされているのですが、この**がん抑制遺伝子を活性酸素が傷つけてしまう**ことがあります。すると、がん細胞の抑制がきかなくなり、がん発生につながると考えられています。

・**動脈硬化**……**動脈の血管の内側に、酸化した脂質やＡＧＥｓがたまる**ことによって、血液が流れにくくなります。

・**認知症**……脳の毛細血管には、毒や有害物質の侵入を防ぐ「血液脳関門」という関所がありますが、ＡＧＥｓはこれを簡単にくぐり抜けてしまいます。なぜかというと、脳のエネルギーである糖を含むため、関所が通過を許してしまうのです。しかも、通過するついでに関所を破壊するので、脳へのダメージはさらに加速。**認知症の方の脳には茶色のシミがポツポツと見られますが、このシミにはＡＧＥｓが含まれる**ことがわかっています。

・**肌の衰え**……肌のハリを支えているコラーゲンが酸化・糖化すると、シワやたるみの原因に。また、**茶色いＡＧＥｓが皮膚細胞にたまる**ことによって、肌全体が黄色っぽくすみ、シミも出てきます。

- **髪の衰え**……**髪のたんぱく質が糖化**すると、髪が弱くなって切れ毛が増えたり、表面のキューティクルが劣化してツヤがなくなったりする「老け髪」に。
- **骨《こつ》粗《そ》鬆症《しょうしょう》**……**糖化で骨の中のコラーゲンが劣化**すると、骨がもろくなります。
- **白内障**……カメラのレンズのようにピントを合わせる役割をしている「水晶体」がにごる病気。**水晶体にAGEsがたまる**と、にごりの原因になります。

まさに、全身のトラブルに関わっている酸化と糖化。

だからこそ、この二大原因を抑えることで、**病気と老化の予防に大きな効果が得られる**のです。

「細胞のおそうじふりかけ」が「サビ」と「コゲ」に効く理由

いますぐケアしたい、細胞の酸化（サビ）と糖化（コゲ）。このふたつに対抗するためにぜひおすすめしたい食材こそ、「細胞のおそうじふりかけ」です。

なぜかというと、**「細胞のおそうじふりかけ」には、セサミンをはじめとする抗酸化物質がたっぷり含まれている**から。

では、抗酸化物質はなぜ細胞のサビとコゲ予防に効くのでしょうか？

まず抗酸化物質とは、「酸化を抑える力を持った物質」のこと。

一方、酸化を引き起こす物質は、活性酸素とフリーラジカルです。

・**活性酸素**……酸素が体内でさまざまな分子と結びつき、高い酸化力を持つ酸素に変わったもの。

・**フリーラジカル**……体内の安定した分子はふたつで対になった電子を持っています。一方、ひとつだけ離れて対になっていない電子を持つ不安定な分子がフリーラジカルです。呼吸や運動、食べ物をエネルギーに変えたときなどに自然に作られます。

これらに対して、抗酸化物質は**「活性酸素やフリーラジカルの酸化力を抑える」「活性酸素やフリーラジカルの発生自体を抑える」「酸化によって受けた細胞の損傷を修復する」といった働き**をするのです。

さらに、この抗酸化物質の働きは、**糖化を抑えるのにも効果的**です。

糖化によってＡＧＥｓがつくられる過程には、酸化が関わっているからです。

糖化の過程を細かく説明すると、結びついた糖とたんぱく質は、まず「アマドリ化合物」という物質になります。いわば、ＡＧＥｓの一歩手前の物質です。

このアマドリ化合物が、活性酸素やフリーラジカルによる酸化、さらに脱水といった化学反応を経ると、初めてＡＧＥｓに変わります。

つまり、**酸化が起きなければＡＧＥｓはできない**ということなのです。

このことを知ると、**高い抗酸化力を持つ本書のふりかけが、酸化だけでなく糖化にも効く**ということを、よくおわかりいただけるでしょう。

細胞をおそうじして、「なぜか若く見える人」になる！

同年代で集まったとき、なぜか飛び抜けて若く見える人がいませんか？
その若さの秘密は、**「抗酸化力」**。
つまり**「細胞をおそうじする力」がしっかり働いている証拠**です。

私たちの体は、あらゆる部分で少しずつ老化が進んでいくもの。これを抑えてくれる力が、抗酸化力です。ゴマリグナンをはじめとする抗酸化物質が詰まったごまがたっぷりの「細胞のおそうじふりかけ」は、高い抗酸化力を持つスーパーフード。それを毎日とることは、まさに「健康長寿」につながるアクションといってよいでしょう。

病気予防だけではなく、美しい肌や髪を保つなど、美容面のアンチエイジングにも効果が期待できます。**抗酸化力が働くと、「新陳代謝」という細胞の入れ替わりのサ**

イクルも正常に保たれるからです。

私たちの体の細胞は、神経細胞などの一部を除いて、日々入れ替わっています。たとえば、最もサイクルの短い腸管の上皮細胞は数日、肌の細胞は約1カ月から数カ月、血液の細胞は種類によって数時間から数年、骨の細胞は約5カ月で新しい細胞に入れ替わることが示されています。

この新陳代謝がしっかり働くことで、肌のターンオーバーや、炎症や傷などのダメージの修復が適切に行われ、若々しい見た目をキープできるようになります。

加えて、たんぱく質やビタミン、ミネラルといった、美肌に欠かせない栄養素を豊富に含んでいるのも見逃せないポイント。ごまの油分である不飽和脂肪酸も、肌や頭皮のうるおいバランスを良好に保つのに効果的です。

このような素晴らしいパワーを持つ「細胞のおそうじふりかけ」ですが、今日食べて明日いきなり若返るというわけにはいきません。

大切なのは、**コツコツ続ける**こと。体内で起こるサビとコゲをきちんと抑え、日々、細胞のおそうじをし続けてこそ、同年代との差が大きくついてくるはずです。

その他の

抗酸化力が高い食材たち

スパイス・ハーブ類

もともとハーブは西洋では薬として利用されていたことがあるほど、高い抗酸化作用を持ちます。スパイス類も「生薬」として知られるものが多く、料理に使う際には風味づけとなるので、塩分を控えられるという利点もあります。

フルーツ

フルーツのなかでもとくに、アサイーベリー、クランベリーといったベリー系の果実は、非常に高い抗酸化力があります。とくに皮にはポリフェノールがたっぷりと含まれているため、よく洗って皮ごと食すのがおすすめです。

ナッツ類

抗酸化作用が高いナッツ類のなかでも、本書の「アーモンドごまふりかけ」で使用しているアーモンドやくるみには、とくに豊富な抗酸化物質が含まれています。

その他

ココアパウダー、ブルーベリー、コーヒー、抹茶などの色の濃い食品は、ポリフェノールがたっぷり含まれていて抗酸化作用が高いといわれています。

子どものころからの抗糖化が大切な理由とは？

「**抗糖化**」は若いうちに、できれば**子どものうちから意識していただきたい**ことです。

もしお子様がいるなら、今日からでも親子で抗糖化に取り組んでください。

なぜなら、**早く始めればそれだけ病気のリスクや老化速度が抑えられる**からです。

現代の食生活は、ＡＧＥｓを含む食べ物だらけ。これを小さなころからとり続けていれば、やがて糖化年齢が実年齢を大きく上回ってしまいます。

実際、「ＡＧＥリーダー」という測定器で体の糖化年齢を測ってみると、**実年齢はまだ30代なのに、糖化年齢は60代**というような方も決して珍しくありません。

さらにいうと、赤ちゃんの糖化は、お母さんのお腹の中にいるときから始まっています。母体のＡＧＥｓは、胎盤を通じて赤ちゃんにも移行してしまうからです。

だからこそ、早くからの抗糖化対策をぜひ始めていただきたいのです。

そこでおすすめなのが、やはりごまです。味に強いくせがないので、好き嫌いの心配が少ないところもメリット。さらに「細胞のおそうじふりかけ」を活用すれば、辛くないキーマカレーやスイーツなどの食べやすいメニューで、**子どもにも自然とごまに親しんでもらえる**でしょう。

糖化の害が広く知られるようになったのは近年のこと。せっかく情報を得ていながら、「自分もこうしてきた」と、親と同じ病気のレールに子どもを乗せてしまっては

きなこごまの低糖質クッキー

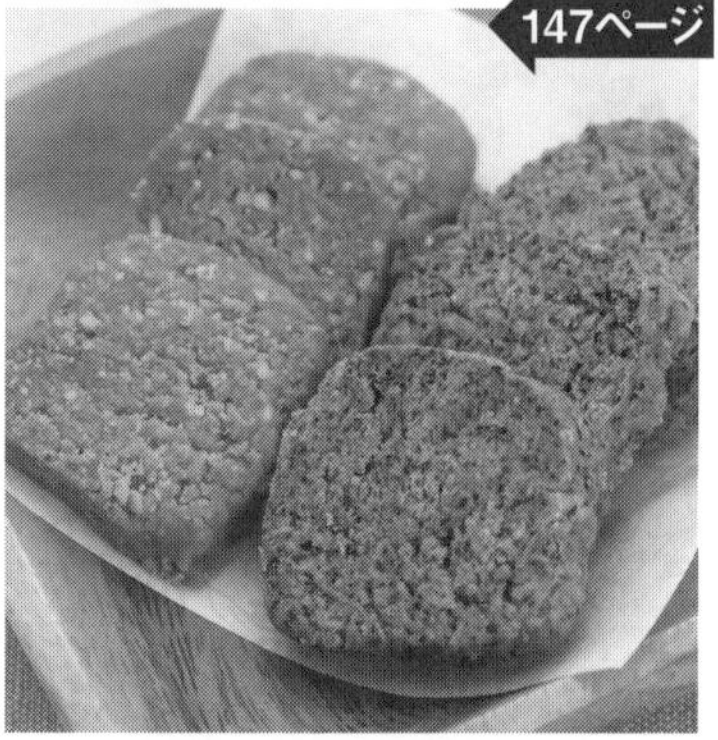
147ページ

白ごま、黒ごまはお好みで。
おやつにうれしいヘルシークッキー。

大豆と野菜の不調改善キーマカレー

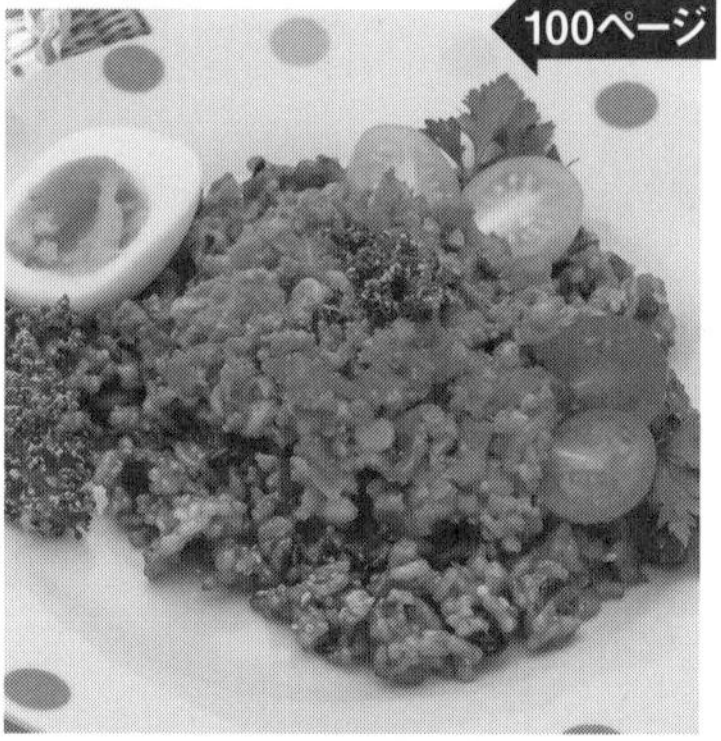
100ページ

お豆と野菜がたっぷり！
辛くないので子どもでも大丈夫。

意味がありません。

次の世代に知恵を送る意味でも、ぜひ**「細胞のおそうじふりかけ」で親子一緒に、人生１００年を目指しましょう！**

「糖化」を抑える調理法はこれ！

糖化には、「外因性」といってＡＧＥｓを含む食べ物を外から取り込んでしまうルートがあります。この**ＡＧＥｓの含有量を左右するのは、調理法**です。

ＡＧＥｓをもっとも抑えられるのは、生食～低温調理。

ＡＧＥｓは、「高温で長時間かけて加熱したとき」にもっとも多くつくられるので、**なるべく温度を上げずに調理する**のが抗糖化のポイントです。

蒸す、ゆでるなど、水分を使った調理法なら、高温になっても１００℃を超えない

糖化が進むNG調理法

高温×長時間

焼く　揚げる

蒸した鶏肉に比べ、
鶏の唐揚げは、
7~12倍、糖化する!

おすすめの調理法例

ゆでる!

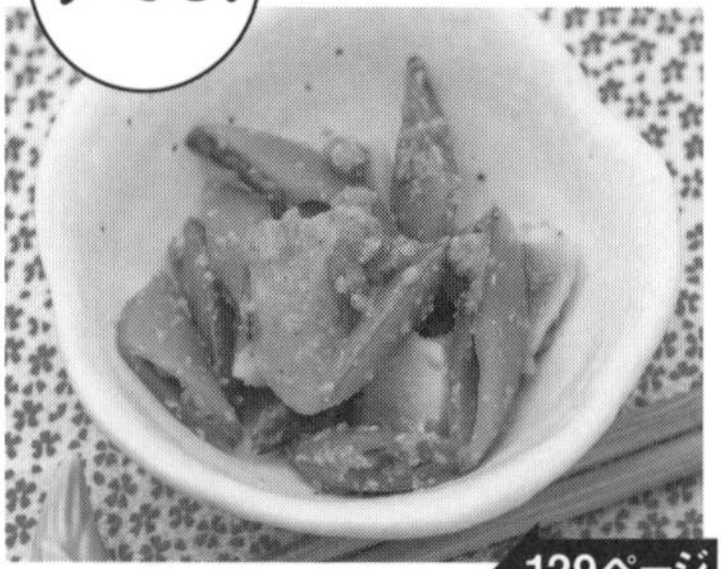

129ページ

たんぱくいっぱい!
ほたてのアーモンドごまあえ

さっとゆでてあえるだけなので、糖化の心配も少なくなります。

蒸す!

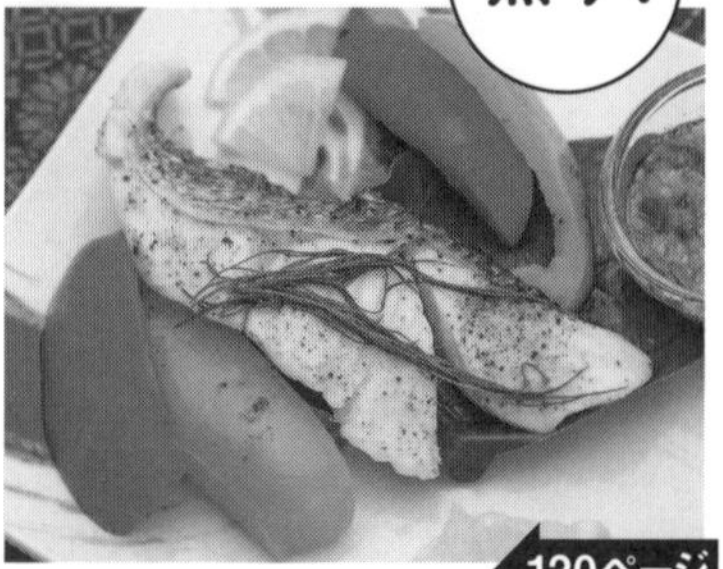

120ページ

すずきの
抗糖化オイル蒸し

オリーブ油と水を入れて、低温でじっくり蒸すことで、食材の糖化を防ぎます。

ので安心。**本書のレシピも基本的に、ＡＧＥｓが抑えられる調理法**にしています。

一方、なるべく減らしたい調理法は、高温で長時間、焼いたり揚げたりすること。蒸し鶏と唐揚げでは、糖化レベルが7～12倍も違ってくるというデータもあります。

蒸したりゆでたりだけだと物足りなく感じるときも、「細胞のおそうじふりかけ」は頼もしい味方。油分を含んでいるので、お料理にコクをプラスして、満足感をアップしてくれますよ。

セサミンが無傷で肝臓まで届き、肝臓を守ってくれる！

「細胞のおそうじふりかけ」の抗酸化には、まだまだたくさんのメリットがあります。

そのひとつが、**セサミンの「肝保護効果」**です。

肝臓はたくさんの仕事をしている臓器で、

①食べ物から取り込んだ栄養を使いやすく加工する**「代謝」**

②体内に入ってきた細菌や食品添加物などを分解する**「解毒」**

③脂肪の消化吸収を助ける**「胆汁の生成」**

と、休みなく働いています。

そのため、年齢とともに肝臓はだんだん疲れて傷み、機能が落ちてきてしまいます。

とくに、②の解毒を行うときに大量の活性酸素を生み出すことは、肝臓にとって大きな負担です。**肝臓は、活性酸素がもっとも発生しやすい臓器**でもあるのです。

こうした負担を抑えるのが、セサミンの肝保護効果です。

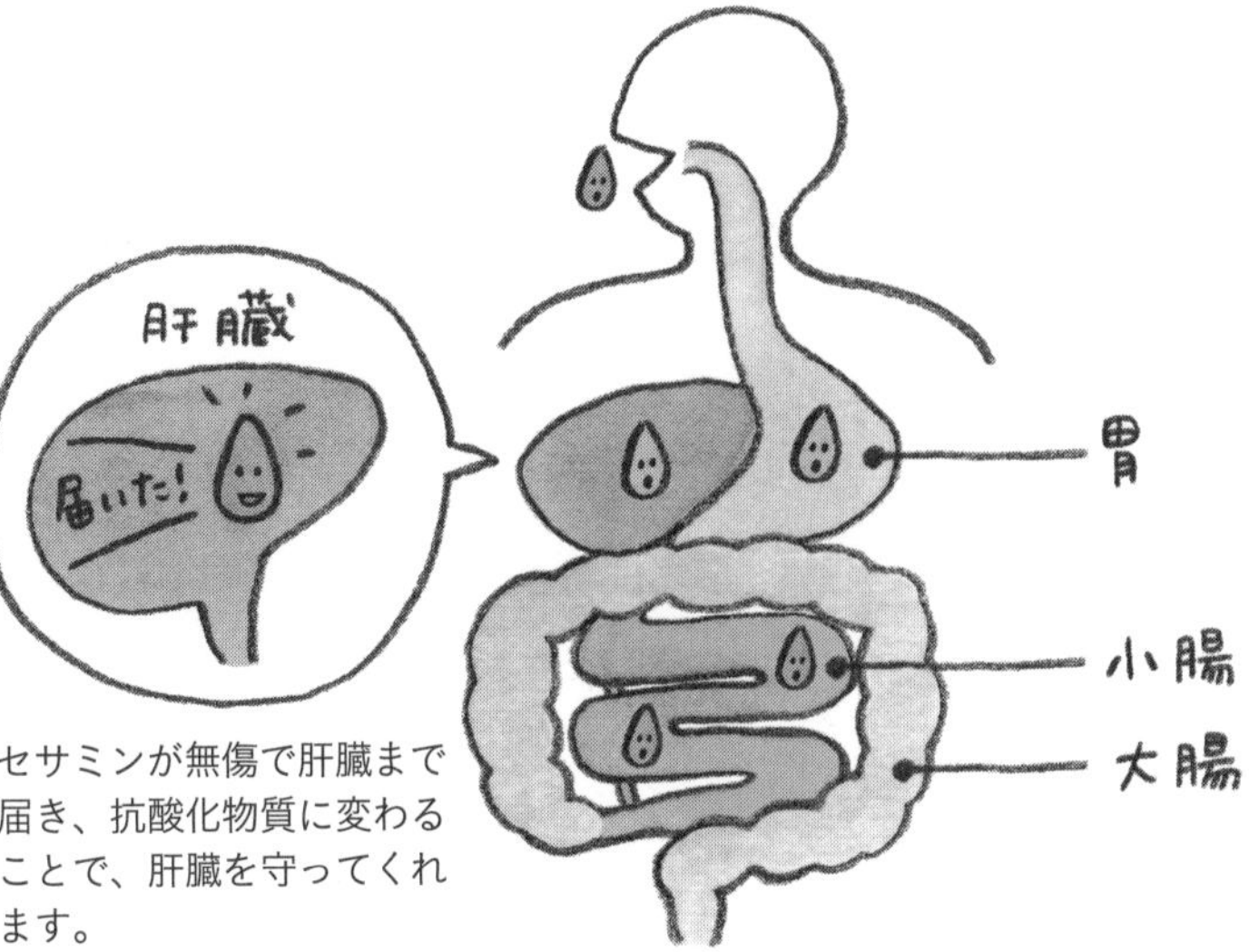

セサミンが無傷で肝臓まで届き、抗酸化物質に変わることで、肝臓を守ってくれます。

抗酸化物質のほとんどは、体に入ってすぐに活性酸素と戦い、小腸で吸収されますが、**セサミンは肝臓まで運ばれてから、抗酸化物質に変身**します。

そして、肝臓の活性酸素を取り除いたり、アルコールを分解するのを助けたりと、**肝臓の負担をやわらげてくれる**のです。

近年増えている脂肪肝は、健康な肝細胞が脂肪細胞に置き換わっているので、肝臓の機能が落ちており、肝硬変、肝がんといった肝臓の病気にかかりやすくなります。

肝臓は「ものいわぬ臓器」と呼ばれ、病気になってもかなり進行するまでは、自覚症状が表れません。普段からいたわって大切にしてあげることがいちばんです。

アルコールや甘いものなどのとりすぎを控えるとともに、**「細胞のおそうじふりかけ」で元気な肝臓をキープ**しましょう。

「おそうじふりかけ」で腸内環境を整え、脳まで健康に

「腸活」という言葉に代表されるように、近年では腸の健康に注目が集まっていますが、「細胞のおそうじふりかけ」は腸活にもとても有効。

食物繊維が豊富に含まれていますし、「**ごまのセサミンが腸内の善玉菌を増やす**」ということも、最新の研究で明らかになりました。セサミンを摂取したマウスの腸内フローラを調べたところ、善玉菌が増えていたという結果が得られたのです。

善玉菌がしっかり働き、腸が健康になるということは、単にお通じがよくなるだけではありません。老廃物がきちんと排出されるので、肌荒れや吹き出物も解消します。また、腸は口から入ってきた病原体などを撃退するためにたくさんの免疫細胞が集まっているところでもあるので、感染症対策にもつながります。

さらに注目したいのが、**腸は心の元気にも関わっている**ところです。

ストレスを感じるとお腹が痛くなったりするように、腸は脳とつながっていて、この関係は「**腸脳相関**《ちょうのうそうかん》」と呼ばれます。

ということは、**腸を元気にすれば、脳のコンディションにも効果がある**ということ。先ほどの研究でも、セサミンを摂取して善玉菌が増えたマウスは、摂取していないマウスよりもストレス起因性の異常行動が少なかったという結果が出ています。

さまざまなストレス要因に囲まれている現代社会では、腸の健康が崩されがち。冷えなどに気をつけ、ごまで腸内環境をフォローしてあげましょう。

「細胞のおそうじふりかけ」のみそごまふりかけなら、みその腸活パワーも得られますよ。

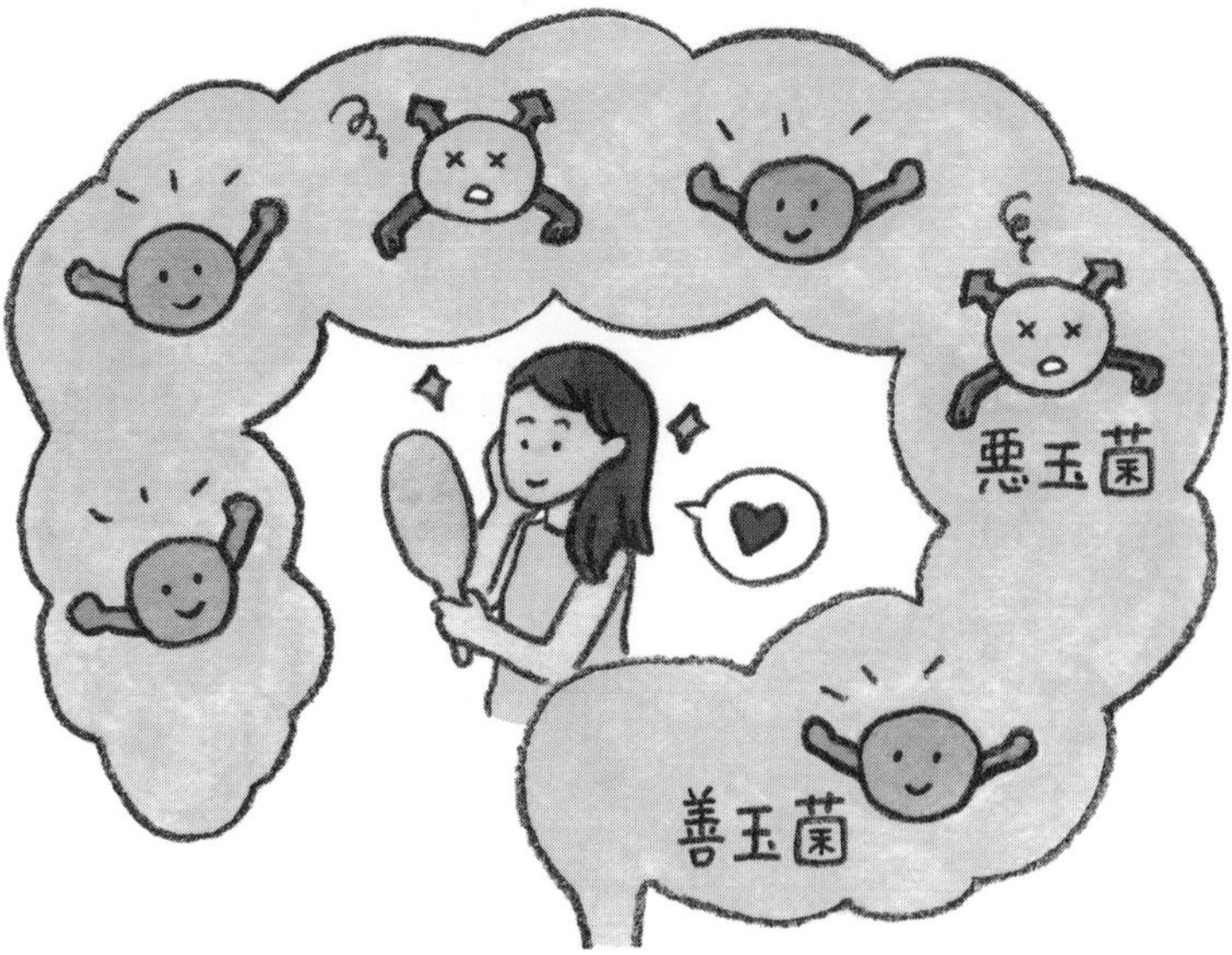

セサミン効果で腸内の善玉菌が増える
ことで、心の健康も保たれます。

COLUMN

代表的なごまの加工食品

ねりごまとごま油

ごまの加工食品には、すりごまのほかに「ねりごま」「ごま油」もあります。これらの特徴についても、ここでご紹介しましょう。

ねりごまは、いりごまから油分が出てくるまですり続け、さらにペースト状になるまでねりあげたもの。たくさんの量のごまを食べられることに加え、ペースト状なので消化吸収もスムーズであることがメリットですが、お値段は高くつきます。毎日続けるならやはり、手頃なすりごまのほうがおすすめ。

ごま油は、ごまを焙煎《ばいせん》してから搾《しぼ》った「焙煎ごま油」と、生のまま搾って精製した「太白ごま油」の２種類があります。焙煎ごま油は茶色で香りが強く、太白ごま油は澄んでいて上品な風味が特徴です。

たくさんのごまをぎゅっと搾ったごま油は、単位量あたりの栄養価が高く、抗酸化物質もたっぷり。しかも、焙煎ごま油に含まれるセサモリンは、加熱すると抗酸化力がアップします。上手に取り入れて、抗酸化力を活かしたいですね。

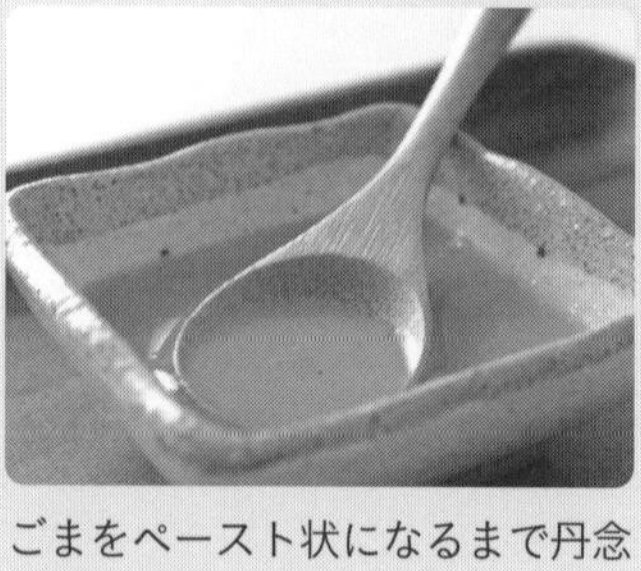

ごまをペースト状になるまで丹念にすりつぶした、ねりごま。とろっとしたなめらかな食感と、ごまの持つ豊かなコクを楽しめます。

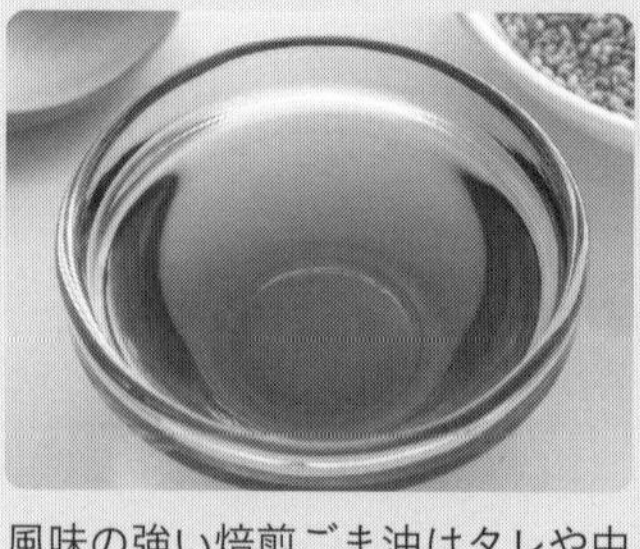

風味の強い焙煎ごま油はタレや中華料理、淡白な太白ごま油はサラダや卵焼きなど、お料理に合わせて使い分けるのがおすすめ。

第3章

筋肉づくり、血管や腸の健康、
骨の強化、肌や髪の美容まで

「細胞のおそうじふりかけ」の健康・美容効果

毎日「細胞のおそうじふりかけ」を食べることで、
細胞の酸化・糖化予防になるのはもちろんのこと、
たんぱく質、食物繊維、亜鉛……と
不足しがちな栄養素を
しっかり補給することができます。

毎日コツコツふりかけて「新型栄養失調」を予防しよう

ごまに含まれているのは、抗酸化・抗糖化に関する成分だけではありません。ほかにも、たくさんの栄養素が詰まっています。たとえば、体をつくる材料になる「たんぱく質」。免疫システムの働きを助ける「亜鉛」。腸内環境の改善に役立つ「食物繊維」。ほかにも、「ビタミンB群」「銅」「鉄」……などなど、まさに栄養の宝庫です。

いまの日本人は、摂取カロリーは足りているのに、必要な栄養素がとれていない「新型栄養失調」にかかっている方が多いといわれます。

原因は、食事の偏《かたよ》り。自己流ダイエットによる食事制限、ファストフード中心の食生活。そして、高齢者の方が動物性食品を敬遠しがちになるのもこれに当てはまります。

必要な栄養素をしっかりとる習慣をつける意味でも、**栄養豊富で手軽に食べられるごまは、優秀な食材**。そんなごまにプラスαの栄養素を加えた「細胞のおそうじふりひと粒にバランスよく栄養が詰まってる!

ごまに含まれるおもな成分

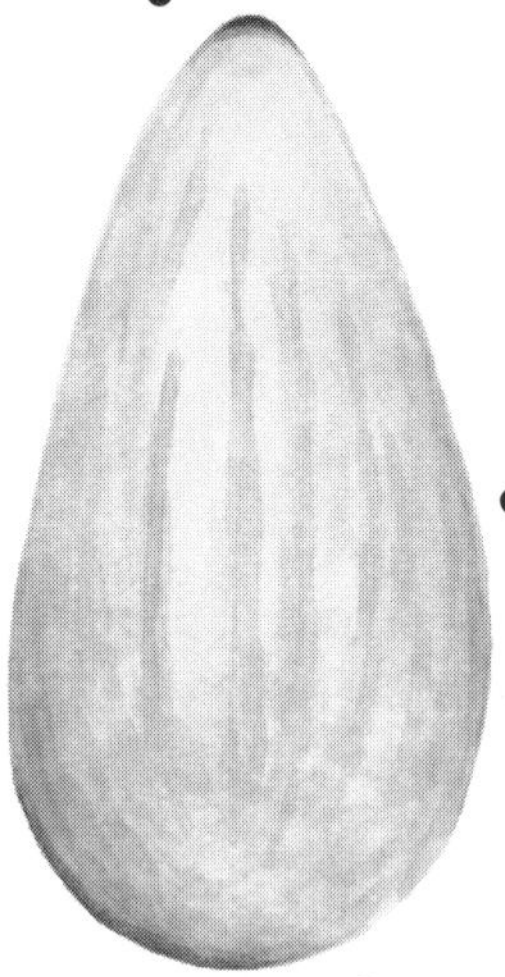

たんぱく質

全体のおよそ20%を占める。ごまは硫黄を含んだアミノ酸を大豆たんぱくより多く含んでおり、大豆はごまには少ないリジンを多く含んでいるため、一緒にとれる「みそごまふりかけ」や「きなこごまふりかけ」は栄養効果がさらにアップ!

脂質

全体のおよそ50%を占める。体内で合成することができない必須脂肪酸であるリノール酸と、コレステロールをコントロールするといわれるオレイン酸が含まれているため、ほかの植物油と比べてもとてもバランスがいい。

ビタミン類

ビタミンB_1、B_2、B_6、ナイアシン、ビタミンE、葉酸などを含み、代謝や抗酸化作用に関わるビタミンがたっぷり。

食物繊維

100gあたりの食物繊維の総量は12.6gと、レタスの約12倍!腸内環境を整えることで、脳の働きも活性化できる。

その他

エネルギーは100gあたり599kcal。

ミネラル

亜鉛、鉄、銅、リン、マグネシウム、カルシウムなどのミネラルも豊富。とくに亜鉛は免疫機能を活性化させ、肌や髪の健康にも効果あり。そのほか、鉄は鶏のレバーに匹敵するほど含まれている。

かけ」を毎日コツコツ食べれば、元気の源になってくれます。

高齢になるほど不足しがちな たんぱく質をふりかけで補う！

年齢とともに忍び寄る、骨の衰えや筋肉量の減少、髪や肌のパサつき。これらを防ぐには、**毎日適量のたんぱく質が必要**です。３大栄養素のひとつであるたんぱく質は、筋肉、骨、皮膚、髪、爪といった、人間の体をつくる材料だからです。

また、たんぱく質は免疫の抗体の材料でもあるので、ウイルスや細菌から体を守るには不可欠。病気予防のためにも、積極的にとりたい栄養素のひとつです。

たんぱく質の補給にも、「細胞のおそうじふりかけ」はぴったり。材料のごまには**豆腐の約３倍にあたる、１００g中20gものたんぱく質が含まれている**のです。

私のおすすめは、「アーモンドごまふりかけ」を使った「ごまヨーグルトの腸活シリアル」（115ページ）。

朝のうちにしっかりたんぱく質をとると、脳も活性化してよい一日のスタートを切れますよ。

じつは、現代の日本人のたんぱく質摂取量は、**終戦直後と同じ程度に減っています**。原因のひとつは、食の偏り。菓子パンやジャンクフードなど、安く手軽に食べられる炭水化物に頼りがちな方が増えているためです。

また、65歳ごろから栄養素の吸収力が下がり、若いころと同じ量をとっても「身になりにくい」状態になるので、

高齢者ほどたんぱく質は必要！

年代別のたんぱく質の総エネルギーに対する摂取目標量(%)
※カッコ内は1日あたりの推奨量（グラム）

高齢者は運動・認知機能や栄養素の吸収力が低下するため、厚生労働省は20年版の摂取基準にて、65歳以上のたんぱく質の摂取基準の目標値を引き上げました。

2020年版

年代	男性	女性
18～29歳	13~20(65)	13~20(50)
30～49歳	13~20(65)	13~20(50)
50～64歳	14~20(65)	14~20(50)
65～74歳	15~20(60)	15~20(50)
75歳以上	15~20(60)	15~20(50)

2015年版

年代	男性	女性
18～29歳	13~20(60)	13~20(50)
30～49歳	13~20(60)	13~20(50)
50～69歳	13~20(60)	13~20(50)
70歳以上	13~20(60)	13~20(50)

（厚生労働省「食事摂取基準2020年版」策定ポイントより）

多めにとって骨格と筋肉をしっかりキープする必要があるのです。

とはいえ、**高齢の方がお肉やお魚をたくさん食べるのはつらいもの**。

そういう点でも、いつもの料理に混ぜたり、ふりかけたりするだけでたんぱく質量を増やせるこのふりかけは、とてもおすすめです。

手軽に「亜鉛チャージ」免疫機能もアップする！

亜鉛は「微量ミネラル」といって、一日の必要摂取量はわずかですが、体にとって大切な働きをしています。ごまは１００ｇあたり５・９㎎の亜鉛を含み、肉類のなかでは亜鉛が比較的多い牛肩ロース（赤身）の約１・３倍にもなります。

・**免疫機能の活性化**……細菌やウイルスから体を守る免疫機能は、亜鉛のサポートによって活性化します。亜鉛が不足すると免疫機能が充分に働かず、風邪などの感染症にかかりやすくなってしまうので要注意。

・**肌や髪の健康**……皮膚細胞の新陳代謝と、髪の主成分であるケラチンの合成を促すのも、亜鉛の働きです。肌のカサつき、湿疹《しっしん》などの皮膚炎、薄毛や抜け毛が気になる方は、亜鉛が不足している場合があります。

いままで、亜鉛は普通に食事をとっていれば必要量を摂取できるといわれていたのですが、最近では**男女ともに亜鉛不足が指摘**されています。

原因として注目されているのは、化学肥料などによる土壌の質の変化で

推奨される1日の亜鉛摂取量

成人男性で10mg

成人女性で8mg

（妊婦は＋2mg、授乳婦は＋3mg）

ごまに含まれる亜鉛の量

100gあたり5.9mg

（牛肩ロースの約1.3倍！）

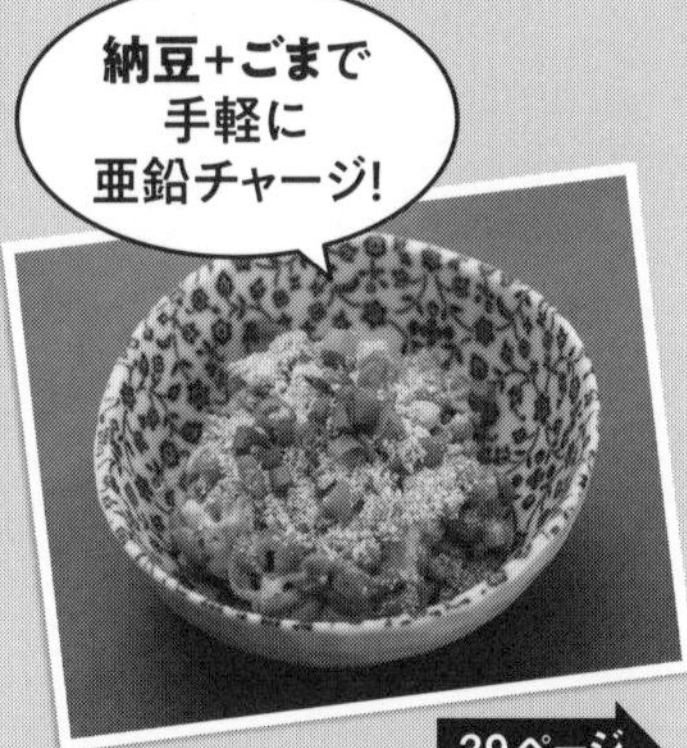

39ページ

す。土の中の亜鉛が不足しているために、育った作物にも亜鉛が少なく、**普通に食事をとってもなかなか亜鉛がとれない**と考えられています。

もちろん、普段の食事が偏っていたり、過剰なダイエットをしていたりするのもよくありません。お酒を多く飲む方も、アルコールの分解には亜鉛が使われるので、その分不足しがちです。

毎日の「細胞のおそうじふりかけ」で「亜鉛チャージ」を心がけましょう。

「血管の健康」を保ち、中性脂肪、血圧を下げる効果も！

健康診断で、中性脂肪の数値や高血圧を指摘されてしまった方にも、ごまは頼もしい味方。ごまには、血管の健康に役立つ成分が豊富に含まれています。

まず挙げられるのは、ごまひと粒の約半分を占める油脂。

「油」と聞くと警戒される方も多いのですが、ごまの油脂は不飽和脂肪酸といって、動脈硬化を引き起こす**ＬＤＬコレステロール（いわゆる悪玉コレステロール）や中性脂肪を下げてくれる、「よい油」**です。ある研究では、ごまを2カ月とり続けて、ＬＤＬコレステロールが約10％、中性脂肪が約8％下がったというデータもあります。

また、ごまに含まれるマグネシウムには、血圧を下げてくれる降圧作用があります。さらに、ゴマリグナンやトコフェロール（ビタミンE）には、降圧作用のほかに血管保護作用もあり、**しなやかで若々しい血管を保つのに効果大**。黒すりごまを毎日2・5

ごまに含まれる成分が血管の若々しさをつくります!

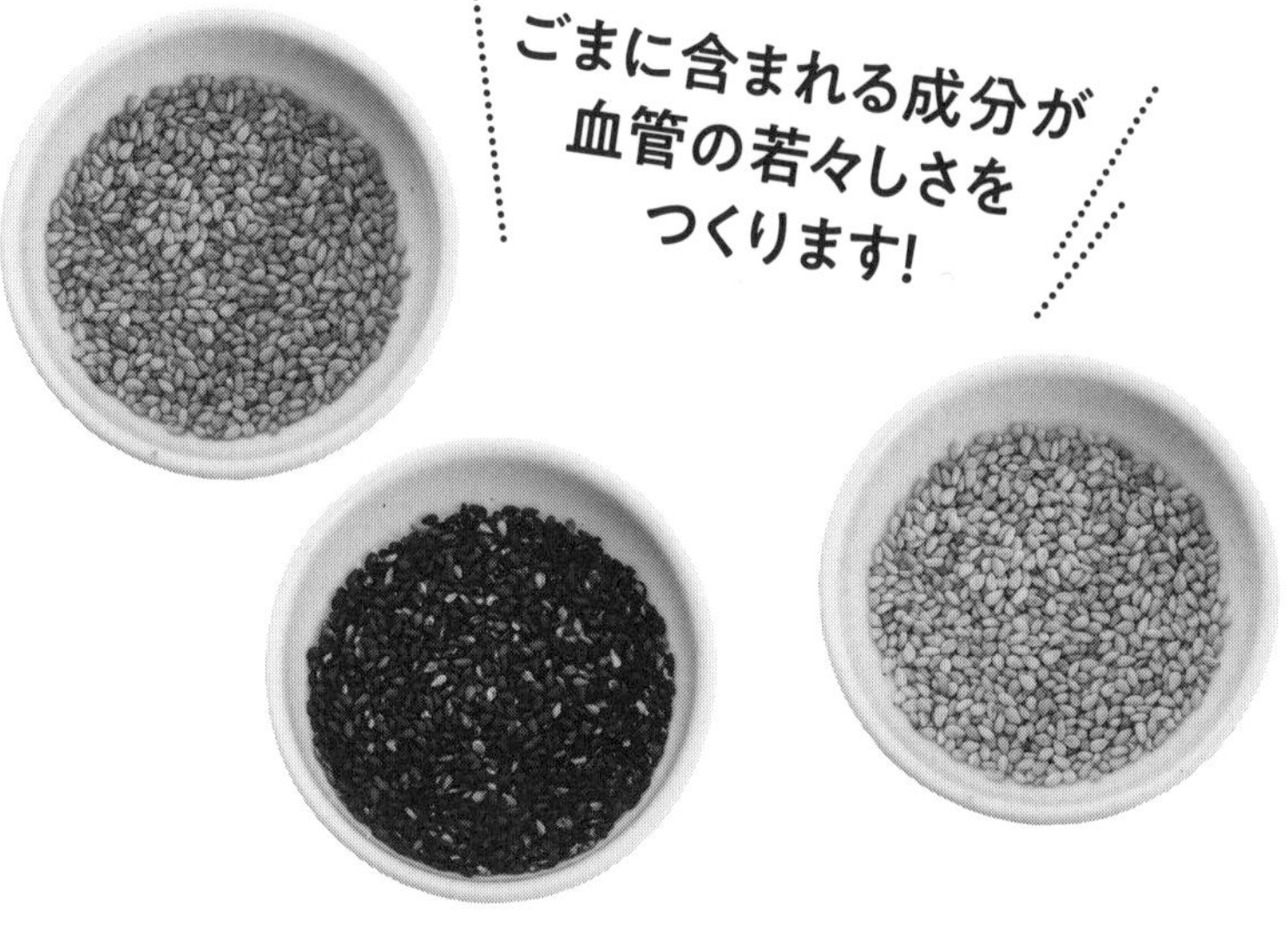

g（大さじ3分の1～半分程度）とり続けたある研究の被験者群は、**1カ月後に収縮期血圧（上の血圧）が約6％低下**しました。

健康な足腰のために豊富なミネラルで骨を丈夫に！

将来の「寝たきり」を防ぐには、自分の足で立って歩く力を維持することが必要。ごまには、**骨と関節を保護・強化する作用があるミネラルも豊富**に含まれています。

まずカルシウムは、骨の主成分として有名なミネラル。

骨量や骨密度は、骨の中のカルシウム濃度で決まりますが、このカルシウムの吸収を助けたり、必要なところへ行き渡らせたりするのがマグネシウムです。

骨を丈夫に保つには、マグネシウムも充分にとる必要があります。

ビタミンDが低いとカルシウムを骨にできないので、ビタミンDが含まれる鮭やいわしとごまを合わせるのもおすすめです。

また、骨、軟骨の形成を助けて強くしてくれるマンガンや、古い骨から新しい骨へと生まれ変わる「骨代謝《こつたいしゃ》」に必要な酵素の働きを助ける亜鉛も豊富です。

「えびごまふりかけ」なら、ごまとえびからダブルでカルシウムがとれますよ。

ごまのカルシウムは
牛乳の約10倍!

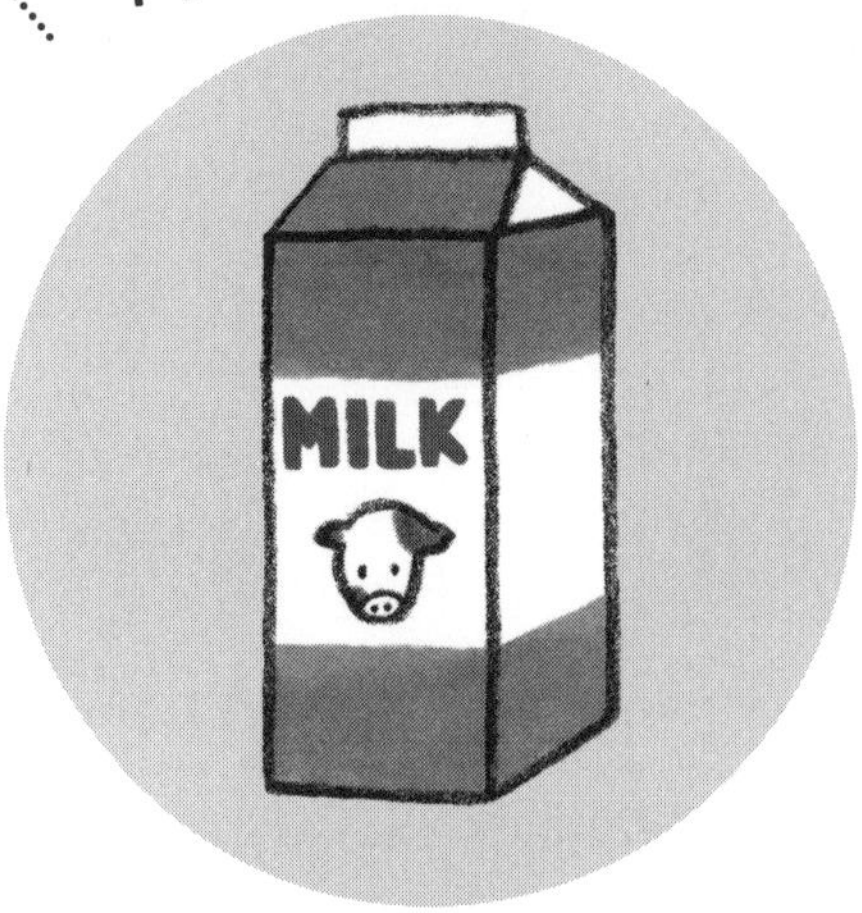

女性に多い貧血の悩みも、「造血効果」で解消！

貧血は、女性にとってポピュラーな病気。

なかでも鉄欠乏性貧血は、女性全体の4割が高リスクといわれます。

ごまには造血に役立つミネラルが豊富なため、「細胞のおそうじふりかけ」なら、貧血からくる**疲れやすさやイライラの解消にも一役かってくれます**。


造血ミネラルとして、まず挙げられるのは鉄。

鉄は血液細胞のひとつである赤血球をつくる役目を果たします。そして、この鉄から赤血球がつくられるのを助けるのが銅です。赤血球に含まれるヘモグロビンは鉄とたんぱく質からできていますが、これらを合成するには銅が必要なのです。


ごまの中には、鉄も銅もたっぷり。**ごま30gで、鉄は一日必要量の4分の1、銅は**

一日の必要量に充分な量をとることができます。

貧血改善効果を高めるには、「造血ビタミン」といわれるビタミンB_{12}を多く含む食品や、葉酸を含む食品と一緒にごまをとって、鉄の吸収率をアップさせるのがコツ。「細胞のおそうじふりかけ」なら、さらに栄養価はアップします。

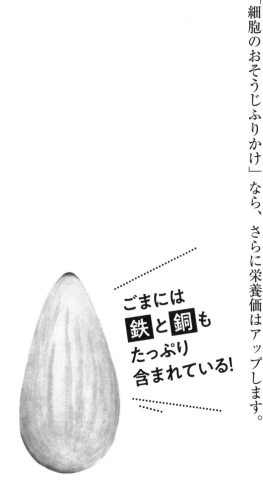

ビタミンB群がたっぷりで、まさに天然の若返りサプリ！

すらりとした若々しいスタイル、つやつやのお肌を保ちたい方にとって、欠かせないのがビタミンB群です。

このビタミンB群のうち、チアミン（ビタミンB_1）、ナイアシン（ビタミンB_3）、ビタミンB_6、ビオチン（ビタミンB_7）が、ごまにも含まれています。

チアミンは、糖質を燃やしてエネルギーに変えるほか、**皮膚や粘膜を健やかに保つ作用**のあるビタミンです。

ナイアシンは、糖質のほか脂質、たんぱく質をエネルギーに変えたり、**皮膚や粘膜の新陳代謝を促したりする効果**があります。不足すると、消化不良や皮膚トラブルが起こるほか、認知症リスクも高まるといわれているので要注意。

ビタミンB_6は、たんぱく質からエネルギーを生み出すほか、筋肉などをつくるのにも使われます。丈夫で健康な体をキープするためには欠かせません。

ビオチンは**健やかな肌に必要な栄養素**で、健康な髪と頭皮の維持にも役立ちます。

ごまに含まれる若返りのビタミン

チアミン（ビタミンB_1）

糖質を燃やしてエネルギーに変える。皮膚や粘膜を健やかに保つ作用もある。

ナイアシン（ビタミンB_3）

糖質や脂質、たんぱく質をエネルギーに変える。皮膚や粘膜の新陳代謝を促す。美肌に加え、認知症予防のためにもよいといわれる。

ビタミンB_6

たんぱく質などをエネルギーに変え、筋肉をつくる。丈夫で健康な体をキープするために欠かせない。

ビオチン（ビタミンB_7）

皮膚の炎症を防止する働きがあり、皮膚や髪の毛、頭皮などを健やかな状態に保つ。

血糖値が急上昇する「血糖値スパイク」を抑える効果も

ごまには豊富なたんぱく質と食物繊維が含まれていますが、これらには血糖を抑える作用もあります。たんぱく質も食物繊維も消化に時間がかかるので、胃腸におだやかに吸収され、**血糖値がゆるやかに上昇**するのです。

血糖値が急激に上がるとよくない理由のひとつは、肥満。

食事をとって血糖値が上がると、血糖値を下げるインスリンが分泌されますが、このインスリンには血糖を脂肪に変えて体にため込む作用もあります。

炭水化物やお菓子などを一気にとって血糖値が急上昇すると、インスリンも必要以上に分泌され、糖が脂肪に変わりやすくなってしまうのです。

最近では、「**血糖値スパイク**」といって、インスリンの分泌機能やインスリン自体の働きが低下しているために食後の高血糖が起きる現象も注目されています。この状態が続くと、全身の血管が傷み、さまざまな病気を引き起こす原因に。

血糖値をコントロールするには、野菜から先に食べる、早食いを避けるのに加えて、ごはんやスイーツを食べるときは、ごまと一緒にいただくのもおすすめです。

また、ごまを継続的に食べ続けることで、摂取前に比べて血糖値が低下したという最新の研究結果もあります（94ページ表）。

つまり、糖尿病の予防や改善につながる効果も期待されているということ。

血糖値を適正に保つためにも、「細胞のおそうじふりかけ」でごまを毎日の食生活に取り入れましょう。

ごまを食べることで血糖値が低下!

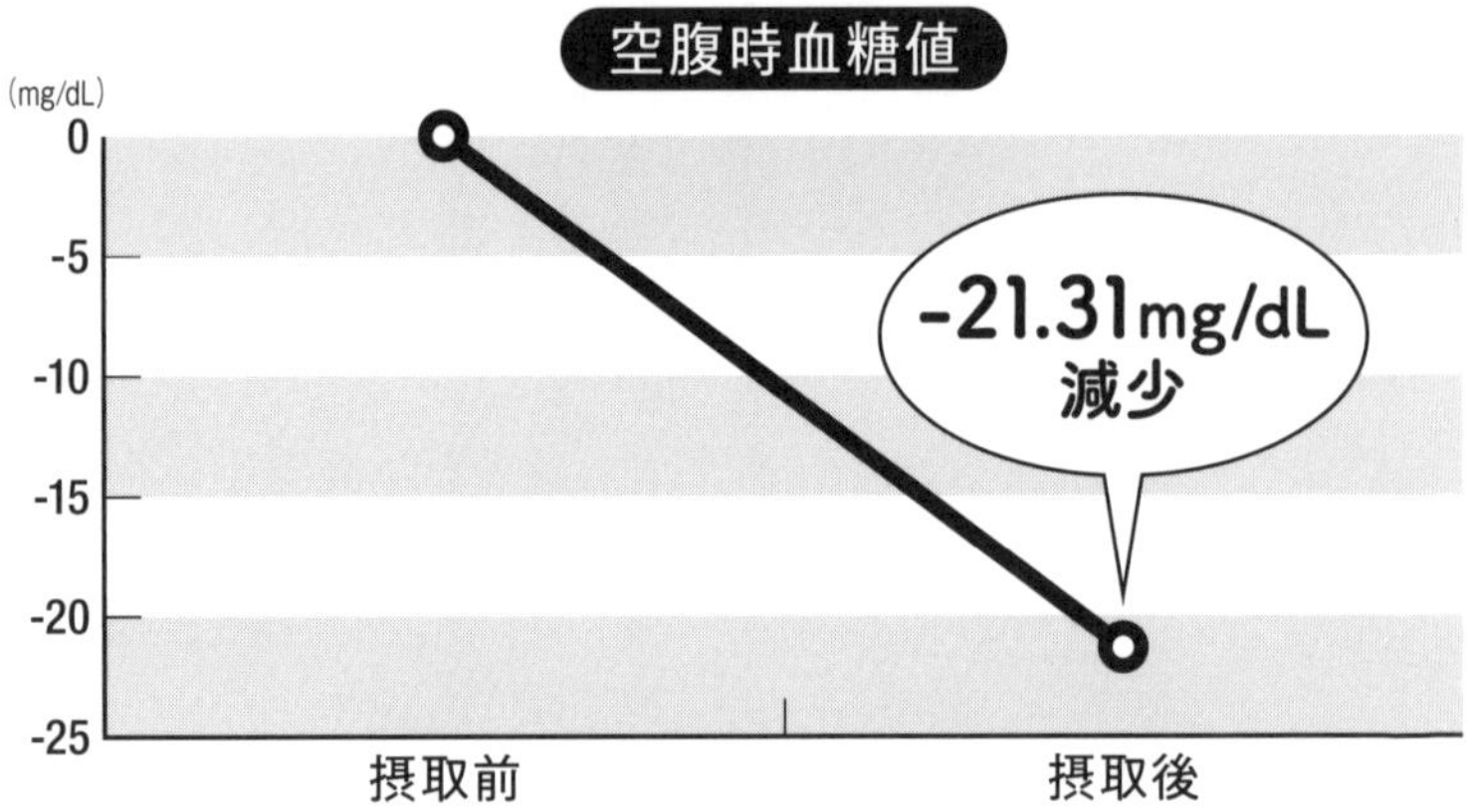

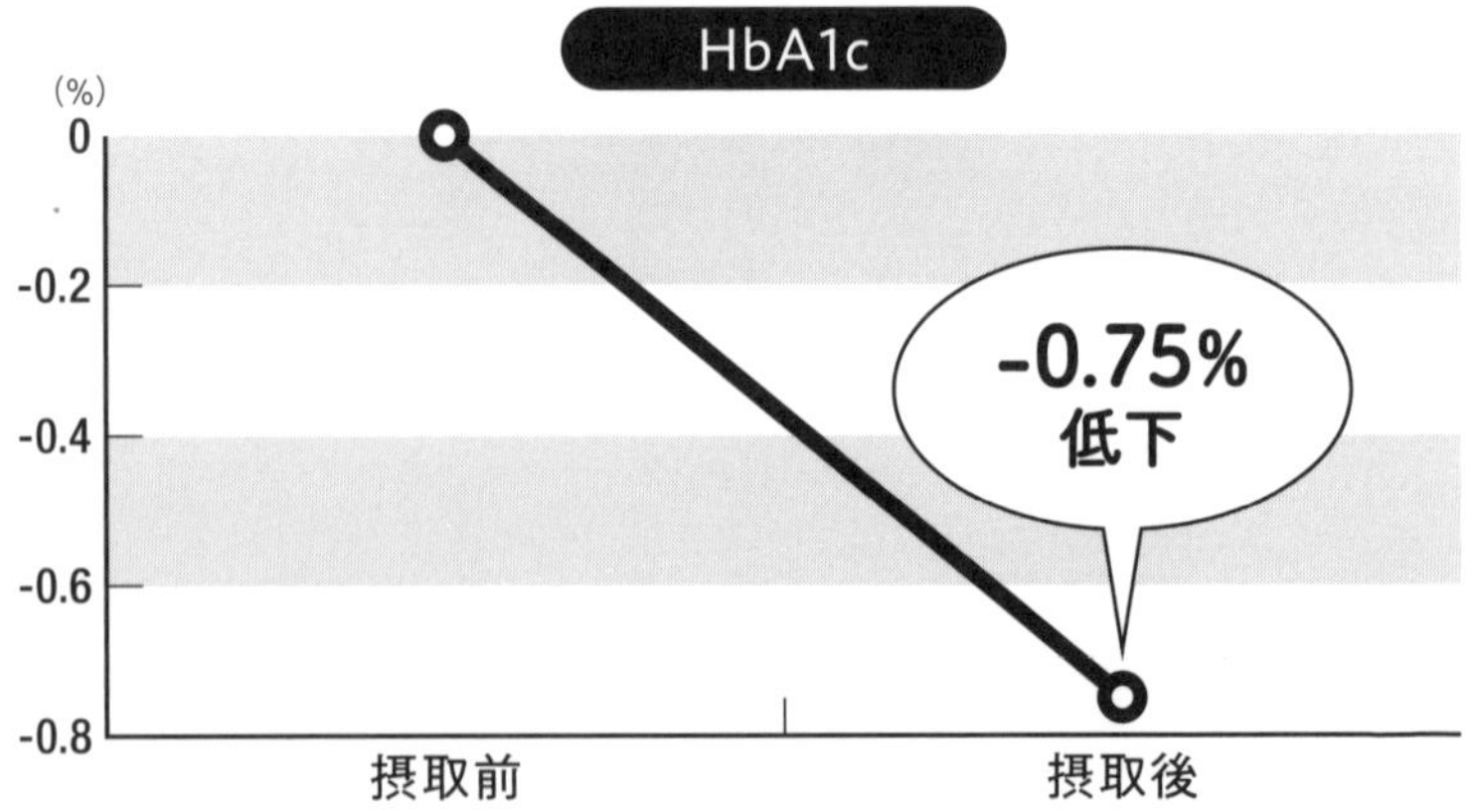

あるシステマティックレビュー（複数の論文をメタ解析した論文）では、ごまを45日間から63日間摂取したことで、血糖値の指標となる「空腹時血糖値」と「HbA1c（過去約3カ月にわたる血糖値の平均値を反映する値）」がともに、摂取前に比べて有意に低下したと報告された。
Sohouli MH et al., Phytother Res. 2022, Mar;36(3):1126-1134

COLUMN

昔なじみのスーパーフード

植物としてのごま＆ごまの歴史

ごまは身近な食品ですが、植物としてのごまのことは、あまりご存じない方が多いのではないでしょうか？

ごまは、ゴマ科ゴマ属の一年草で、アフリカ原産の植物です。栽培の歴史はとても古く、紀元前３０００年ごろに栄えたインドの都市遺跡、モヘンジョダロからもごまが出土しています。酸化しにくく栄養価も高いごまは、有用な食物としてアフリカから世界各地へ広まっていったのでしょう。

日本にごまが入ってきたのは、中国経由とみられています。中国では、紀元１００年ごろの医薬書「神農本草経《しんのうほんぞうきょう》」に薬用として紹介され

ごまの栽培方法　豆知識

ごまは、家庭菜園の畑やプランターでも簡単に栽培できます。育てやすく初心者にもおすすめですよ。

生育に適した環境
栽培期間中の平均気温20℃以上の、陽当たりのよい場所

種まきの時期
5〜6月（この時期に園芸店などで売られる苗を植え付けてもよい）

収穫の時期
9月下旬〜10月上旬ごろ。さやが黄褐色に変色したら、さやが割れないうちに収穫する。

収穫後
さやつきの茎を数本ずつ束ねて２〜３週間ほど乾燥させてから、さやからごまの種を取り出す。

ており、さらに「名医《めいい》別録《べつろく》」という医薬書には、筋骨強化、痛み止め、髪が生える効果があるという記述もあります。ごまがスーパーフードであることは、昔の人もよく知っていたようですね。また、日本ではごまの栽培もさかんで、江戸時代にはごまの断面を図案化した文様が生まれるなど、日本文化に溶け込んできた身近な存在でした。

「細胞のおそうじふりかけ」を召し上がっていただくときは、そんな古くから私たちの健康を支えてきたごまの歴史に思いをはせてみると、よりおいしく感じられるかもしれませんね。

実家の庭のごま

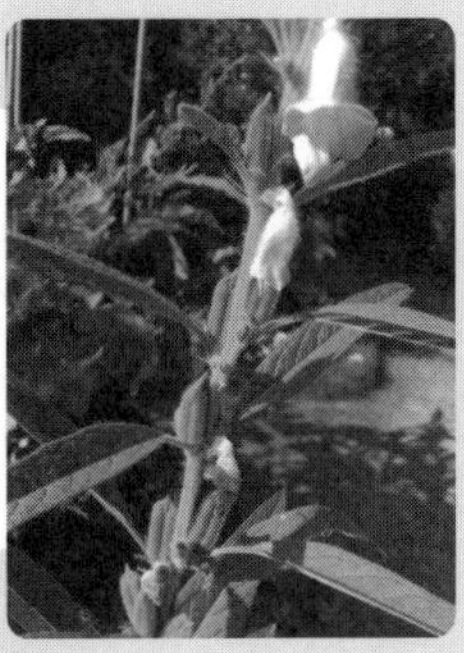

私の実家のごま。5月ごろに種をまくと150cmほどにも育ち、7月ごろには小さな花を咲かせます。

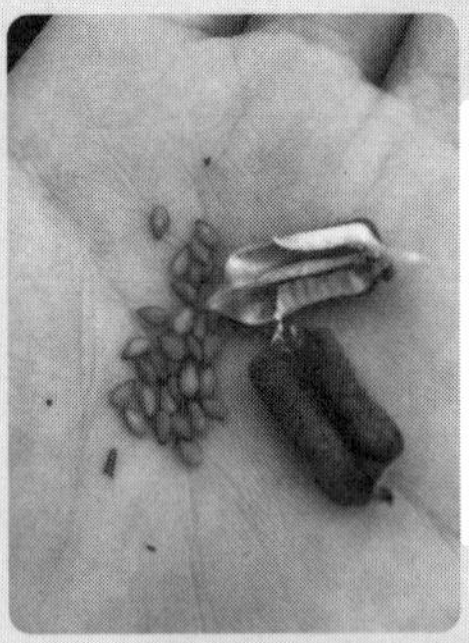

9〜10月ごろが、ごまの収穫時期。花の下についた小さなさやに、ぎっしりとごまが詰まっています。

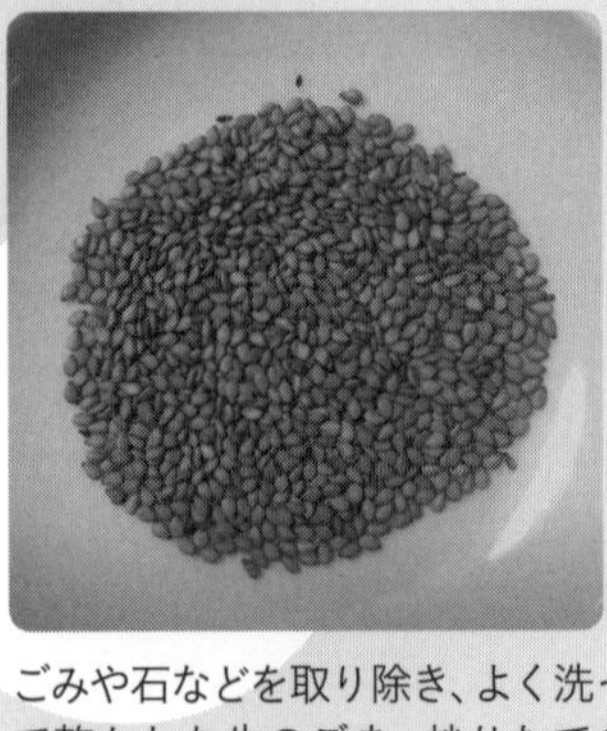

ごみや石などを取り除き、よく洗って乾かした生のごま。炒りたての香ばしさと食感は格別です。

第4章

「かけるだけ」
「まぜるだけ」で
細胞がきれいに!

「細胞のおそうじふりかけ」の健康レシピ

ここでは「細胞のおそうじふりかけ」と
「すりごま」を使った、レシピをご紹介。
手軽に、おいしく、簡単に。
抗酸化・抗糖化を考慮して、
医師が自ら考案・調理した
「細胞のおそうじレシピ」です。

アイコンの説明

各料理名の横に、６種類の「細胞のおそうじふりかけ」と「すりごま」のどれを使うか、アイコンで示してあります。それぞれの「細胞のおそうじふりかけ」の作り方は、下記ページをご参照ください。

かつおぶしごま
細胞のおそうじ
かつおぶしごま
ふりかけを使ったレシピ
作り方 » 26~27ページ

アーモンドごま
細胞のおそうじ
アーモンドごま
ふりかけを使ったレシピ
作り方 » 28~29ページ

えびごま
細胞のおそうじ
えびごま
ふりかけを使ったレシピ
作り方 » 30~31ページ

きなこごま
細胞のおそうじ
きなこごま
ふりかけを使ったレシピ
作り方 » 32~33ページ

しそごま
細胞のおそうじ
しそごま
ふりかけを使ったレシピ
作り方 » 34~35ページ

みそごま
細胞のおそうじ
みそごま
ふりかけを使ったレシピ
作り方 » 36~37ページ

すりごま
すりごまを使ったレシピ

料理のきまり

◎計量単位は大さじ1＝15ml、小さじ1＝5ml、1カップ＝200mlです。
◎卵はＭサイズを使用しています。
◎油揚げは湯通しをして油抜きしてください。
◎各レシピの火加減、加熱時間、食物繊維量、カロリー等は目安として参考にしてください。

細胞のおそうじふりかけ別INDEX

かつおぶしごま

アーモンドごま

えびごま

きなこごま

しそごま

みそごま

すりごま

主食

ごはんや麺などの主食も、「細胞のおそうじふりかけ」やすりごまを使うことでヘルシーかつ栄養満点の抗酸化メニューに!

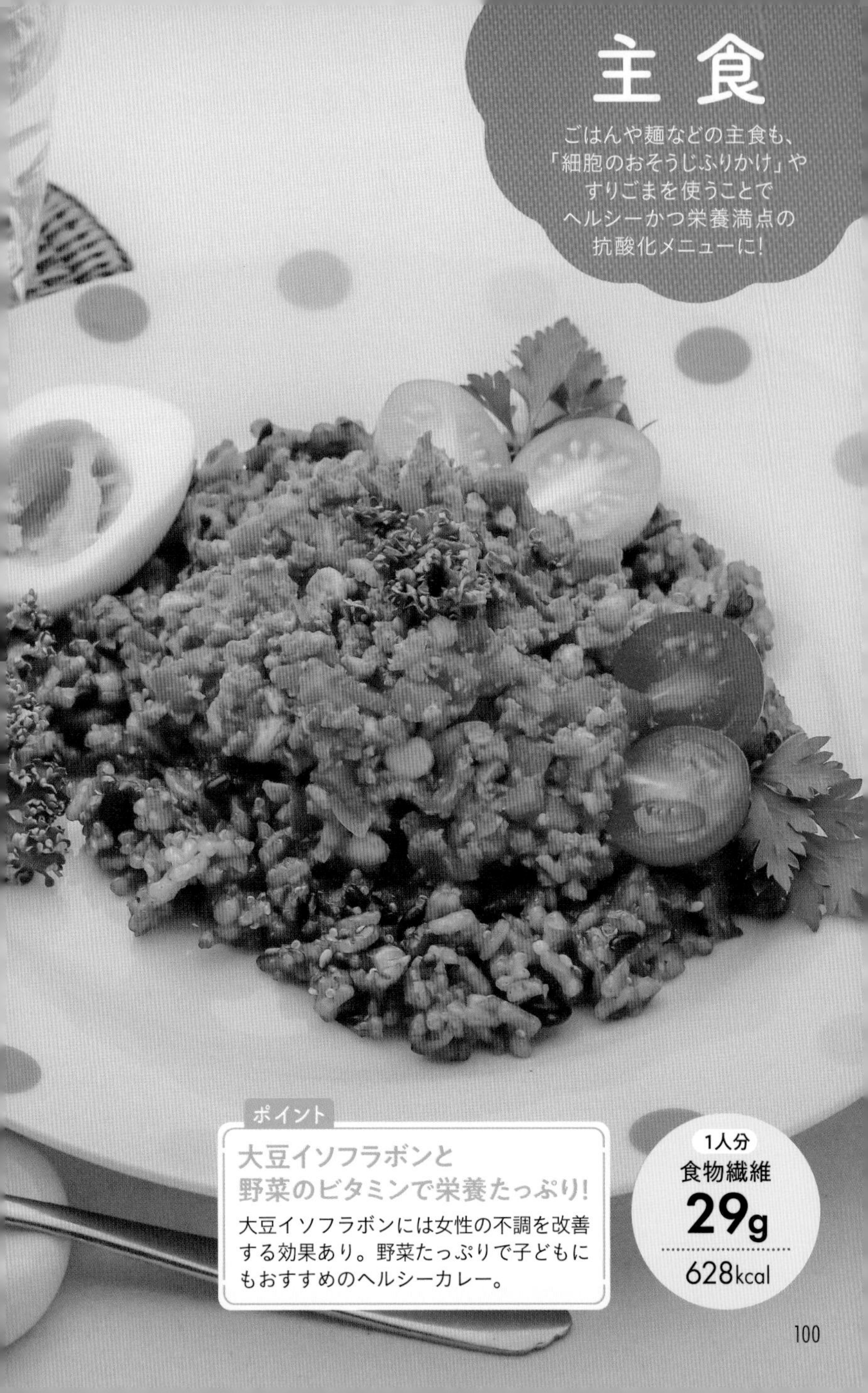

ポイント

大豆イソフラボンと野菜のビタミンで栄養たっぷり!

大豆イソフラボンには女性の不調を改善する効果あり。野菜たっぷりで子どもにもおすすめのヘルシーカレー。

1人分
食物繊維
29g
628kcal

大豆と野菜の不調改善キーマカレー

アーモンドごま

材料（4人分）

アーモンドごまふりかけ …… 大さじ4
白米 …… 1合
雑穀 …… 1合
鶏ひき肉（できればささみ）…… 200g
玉ねぎ …… 1個
にんじん …… 1本
ピーマン …… 4個
水煮大豆 …… 100g
オリーブ油 …… 適量
にんにく（すりおろし）…… 1片
しょうが（すりおろし）…… 1片
カレー粉 …… 大さじ1.5～2
トマトピューレ …… 20g
野菜コンソメ（固形）…… 2個
水 …… 500mℓ
卵 …… 2個
塩、こしょう …… 適量
ミニトマト（赤、黄）…… 適量
パセリ …… 適量

作り方

1 といだ白米と雑穀を炊飯器に入れ、2合の目盛りまで水（分量外）を入れて炊く。
2 玉ねぎ、にんじん、ピーマン、大豆は粗みじん切りにする。
3 フライパンにオリーブ油を入れて弱火で熱し、にんにくとしょうがを炒める。香りが立ったら中火にし、玉ねぎを炒め、しんなりしてきたらひき肉、にんじん、ピーマン、大豆を加えて炒める。ざっと炒め合わせたら、カレー粉と**アーモンドごまふりかけ**を加えてさらに炒める。
4 トマトピューレと野菜コンソメを加え、水を入れて弱めの中火で20分煮る。
5 沸騰させたお湯に卵を入れて、8～9分たったら冷水にとる（ゆで卵を作る）。
6 **4**の全体を混ぜ合わせ、塩、こしょうで味を調え、煮汁がなくなるまで煮詰める。
7 器に雑穀ごはんを盛り、**6**をかけて、**5**のゆで卵とミニトマトを半分に切ってのせ、パセリを添える。

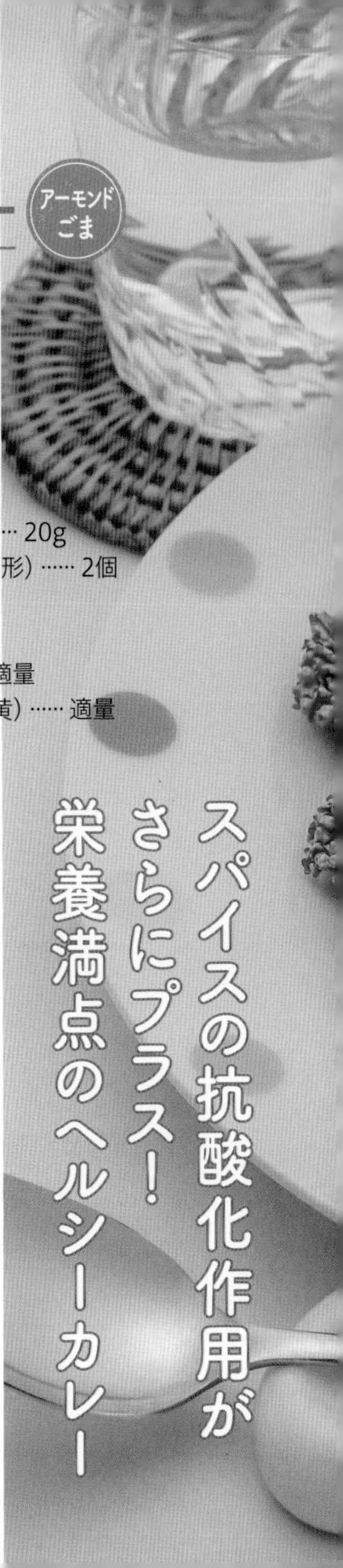

スパイスの抗酸化作用がさらにプラス！栄養満点のヘルシーカレー

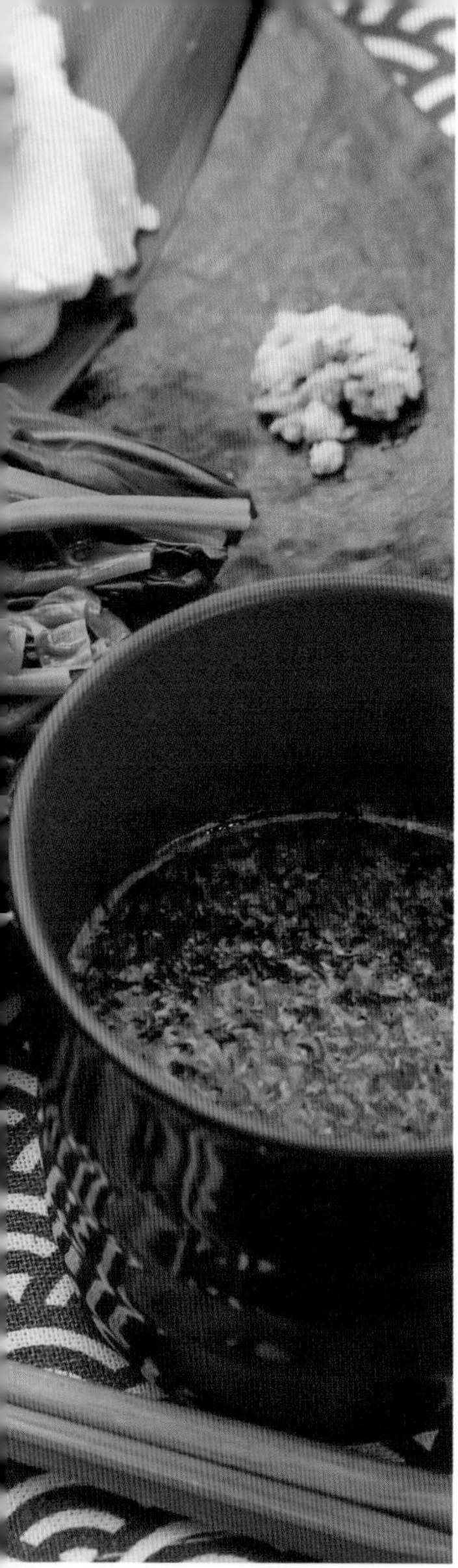

血液サラサラ みそごまそば

みそごま

材料（2人分）

そば（できれば十割、なければ
そばの割合の高いもの）…… 200g
油揚げ …… 2枚
ほうれん草 …… 2株
鶏むね肉 …… 160g
青じそ …… 適量
小ねぎ（小口切り）…… 適量
わさび …… 適量

《みそごまダレ》
みそごまふりかけ …… 大さじ2
ごま油 …… 小さじ1
めんつゆ（希釈したもの）…… 300mℓ

《オイル蒸しの材料》
キャベツかレタス …… 適量
オリーブ油 …… 大さじ1
水 …… 100mℓ

作り方

1 そばは袋の表示どおりにゆで、ざるに上げて水けをきる。
2 油揚げは食べやすい大きさに切り、薄めのめんつゆ（分量外200mℓ）で、中火で1分、弱火で12～15分ほど煮る。ほうれん草はさっとゆでて水けをしぼり、5cm長さに切る。鶏肉はそぎ切りにし、オイル蒸し（※）にする。
3 器に青じそを敷き、そば、鶏肉、油揚げ、ほうれん草を盛り、小ねぎを散らし、わさびを添える。みそごまダレの材料を混ぜ合わせ、つけていただく。

※ オイル蒸しの方法
フライパンにキャベツかレタスを敷き、その上に鶏肉を並べ、オリーブ油と水を回し入れて蓋をし、弱めの中火で10分蒸す。

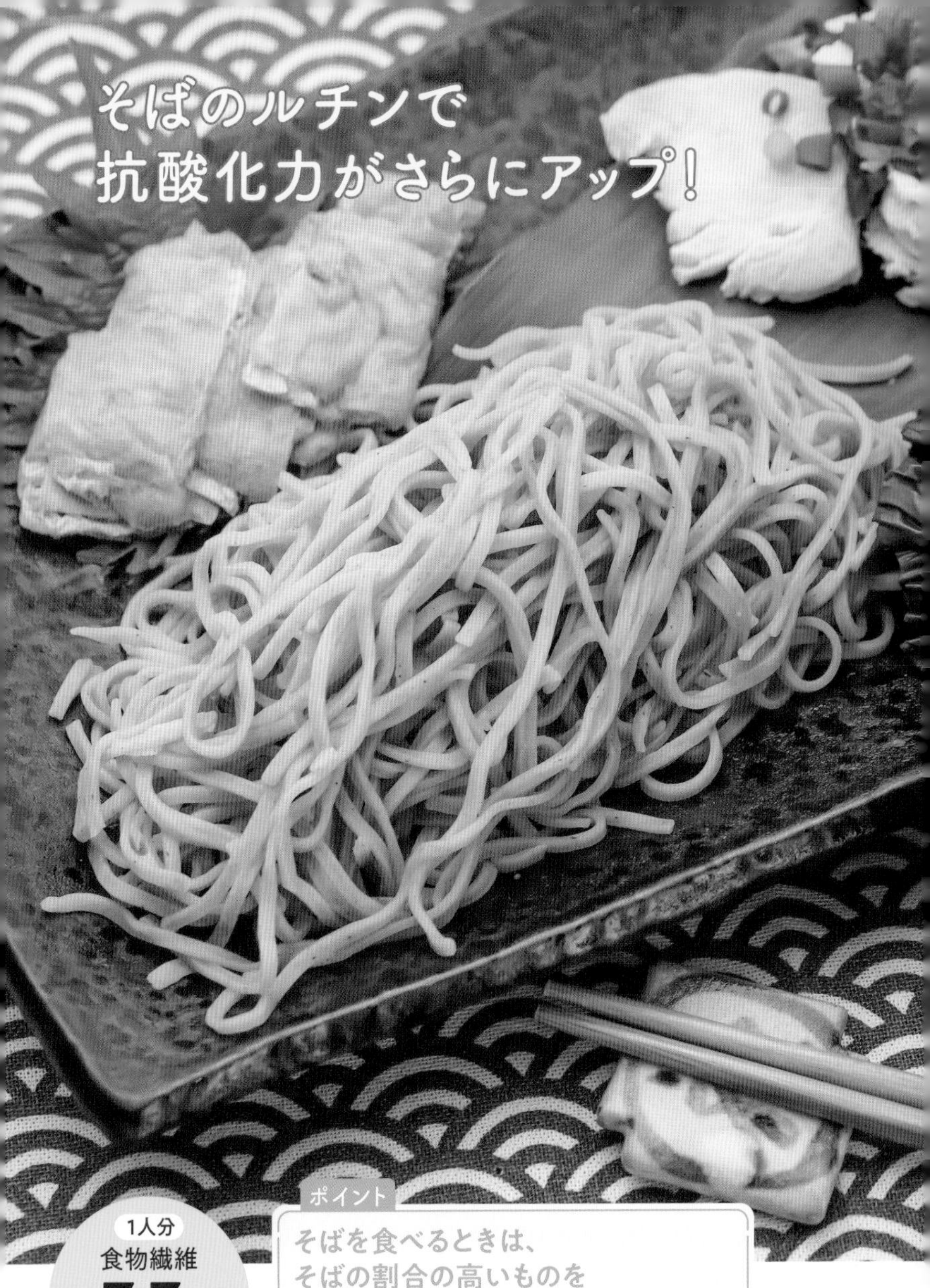

そばのルチンで
抗酸化力がさらにアップ！

1人分
食物繊維
7.7g
682kcal

ポイント

そばを食べるときは、
そばの割合の高いものを

そばの割合の高いものを選ぶことで、そばに含まれるフラボノイドのなかでも抗酸化力が高く、血管を強くするルチンをたっぷり摂取できます。

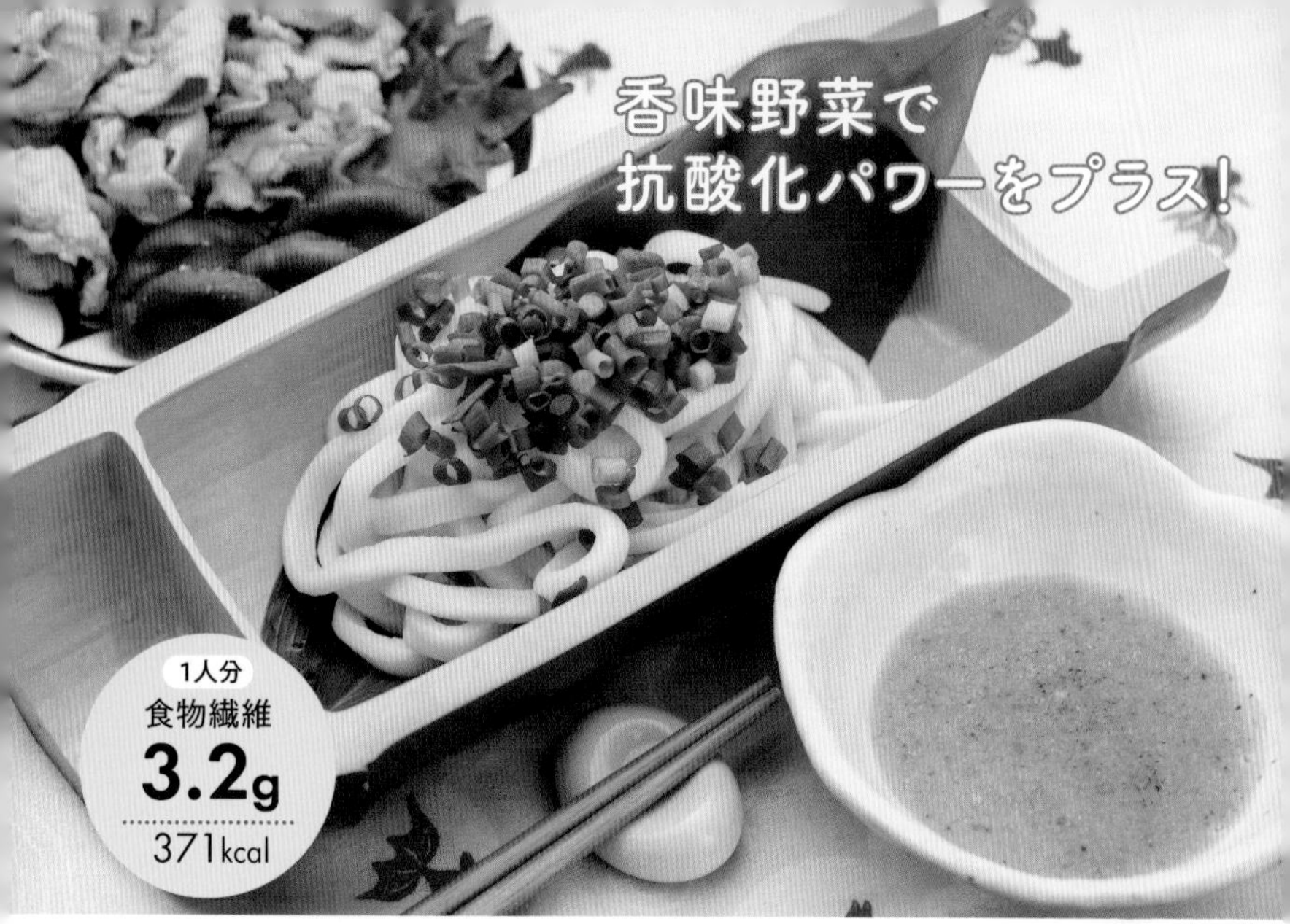
香味野菜で
抗酸化パワーをプラス!
1人分
食物繊維
3.2g
371kcal

香り豊かなしそごまダレうどん

しそ
ごま

材料（2人分）

しそごまふりかけ …… 大さじ3
うどん（できれば低糖質のもの）
…… 200g
豚ロース肉 …… 200g
油揚げ …… 2枚
しいたけ …… 4個
めんつゆ（希釈したもの）…… 300㎖
小ねぎ（小口切り）…… 適量
青じそ …… 適量

ポイント

しそごまダレ＋青じそで、しその効能もたっぷり

ねぎ、青じそなどの薬味たっぷりで抗酸化作用が上がります。豚ロース肉は脂身の少ないものを選ぶのがよいでしょう。

作り方

1 うどんは袋の表示どおりにゆで、ざるに上げて水けをきる。
2 豚肉と油揚げは、食べやすい大きさに切る。しいたけは軸を切り落とし、半分に切る。
3 豚肉、油揚げ、しいたけを、薄めに希釈しためんつゆ（分量外180㎖）で中火で1分、弱火で10分ほど煮る。
4 めんつゆに**しそごまふりかけ**を加えて混ぜ、タレを作る。器にうどんを盛り、小ねぎを散らす。別の器に青じそを敷き、**3**の豚肉、油揚げ、しいたけを並べて一緒にいただく。

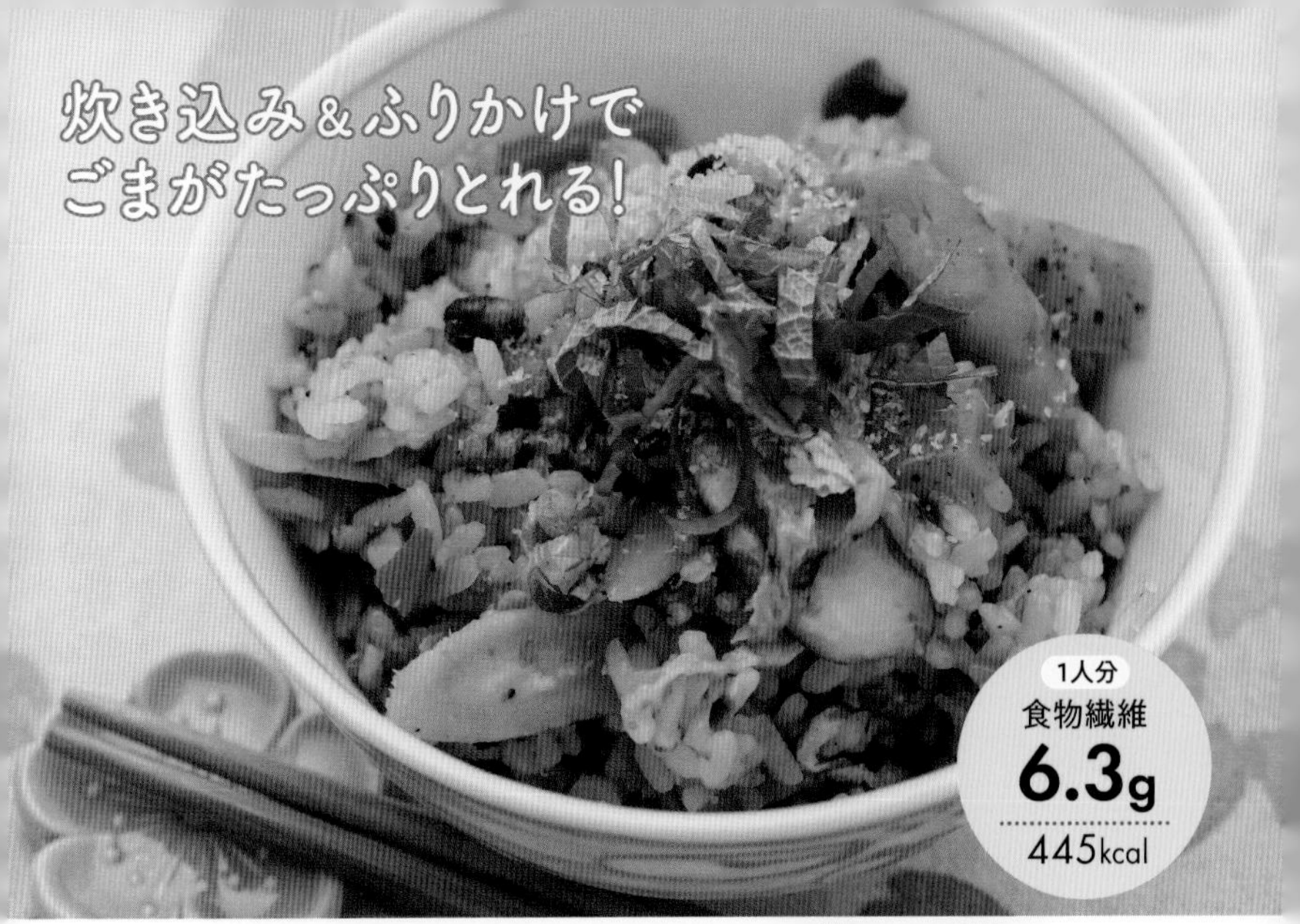

炊き込み&ふりかけで
ごまがたっぷりとれる!

1人分
食物繊維
6.3g
445kcal

腸活炊き込みごはん

かつおぶしごま　すりごま

材料（4人分）

かつおぶしごまふりかけ（炊き込み用）
…… **大さじ4**
すりごま（ふりかけ用）
…… **大さじ1**
鶏もも肉 …… 100g
ごぼう …… 1/2本
にんじん …… 1/2本
こんにゃく …… 1/2枚
油揚げ …… 1枚
白米 …… 1.4合弱
雑穀 …… 0.7合
しょうゆ
…… 大さじ3
みりん …… 大さじ2
日本酒 …… 大さじ2
だし …… 100㎖
水 …… 適量
青じそ …… 3枚

ポイント

食物繊維もたっぷりで、腸内環境もアップ

鶏もも肉はささみに比べて脂質が多いため、できれば脂身と皮は除きましょう。ごまやごぼうの食物繊維で「腸活」にも効果あり。

作り方

1 鶏肉、ごぼう、にんじん、こんにゃく、油揚げは食べやすい大きさに切る。
2 といだ白米と雑穀を炊飯器に入れ、1の具をのせ、しょうゆ、みりん、日本酒、だしを入れる。
3 炊飯器の2合の目盛りまで水を足し、炊き込み用**かつおぶしごまふりかけ**を加え、全体を混ぜ合わせてから炊く。
4 炊きあがったら、千切りにした青じそと**すりごま**を散らす。

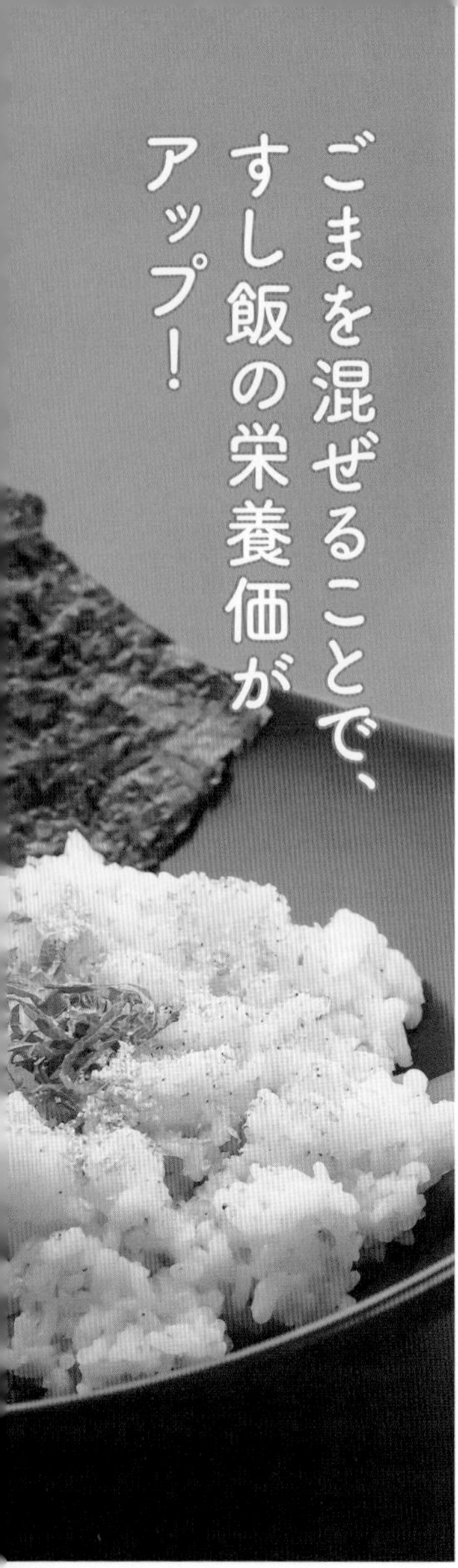
ごまを混ぜることで、
すし飯の栄養価が
アップ!

野菜もとれる手巻きずし

すりごま

材料（4人分）

すりごま …… 大さじ4
ごはん …… 2合分
すし酢 …… 大さじ4
好みの野菜（にんじん、ごぼう、れんこんなど）
　…… 適量
だし …… 適量
卵 …… 3個
日本酒 …… 小さじ1
きび砂糖 …… 小さじ1
塩 …… 少々
サラダ油 …… 適量
青じそ …… 適量
好みの刺身（まぐろ、えび、たこ、サーモンなど）
　…… 適量
わさび …… 適量　　焼きのり …… 適量

作り方

1 ごはんにすし酢と**すりごま**を混ぜて、冷ます。
2 好みの野菜を食べやすい大きさに切り、だしで煮る。
3 （錦糸卵を作る）卵をボウルに割り入れ、日本酒、きび砂糖、塩を入れてよく混ぜる。フライパンにサラダ油を入れて弱火で熱し、卵液を流し込んで薄く広げ、卵の表面が乾いてきたら菜箸を使って裏返し、裏面も焼く。両面焼けたら火からおろし、冷めたら縦長に細く切る。
4 器に青じそを敷き、好みの刺身と**2**の野菜、**3**の錦糸卵を盛り、わさびを添える。別の器に**1**のすし飯を盛り、千切りにした青じそをのせ、焼きのりを添える。焼きのりにすし飯と好みの具をのせ、巻いていただく。

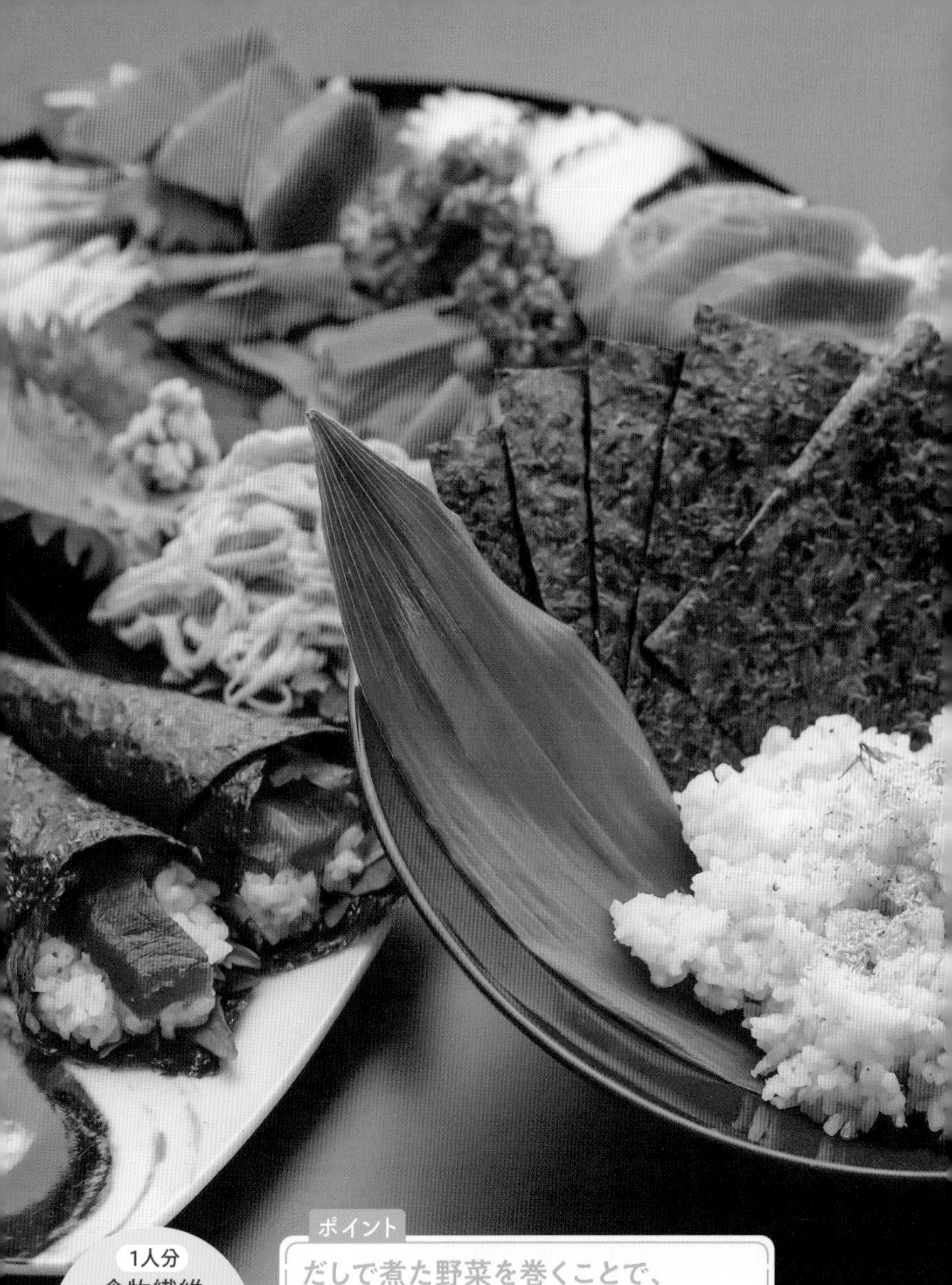

1人分
食物繊維
6.8g
524kcal

ポイント

だしで煮た野菜を巻くことで、野菜不足も解消!

野菜不足になりがちなおすしを、だしで煮た野菜と一緒にとることで栄養のバランスもよくなります。アボカドを巻くのもおすすめです。

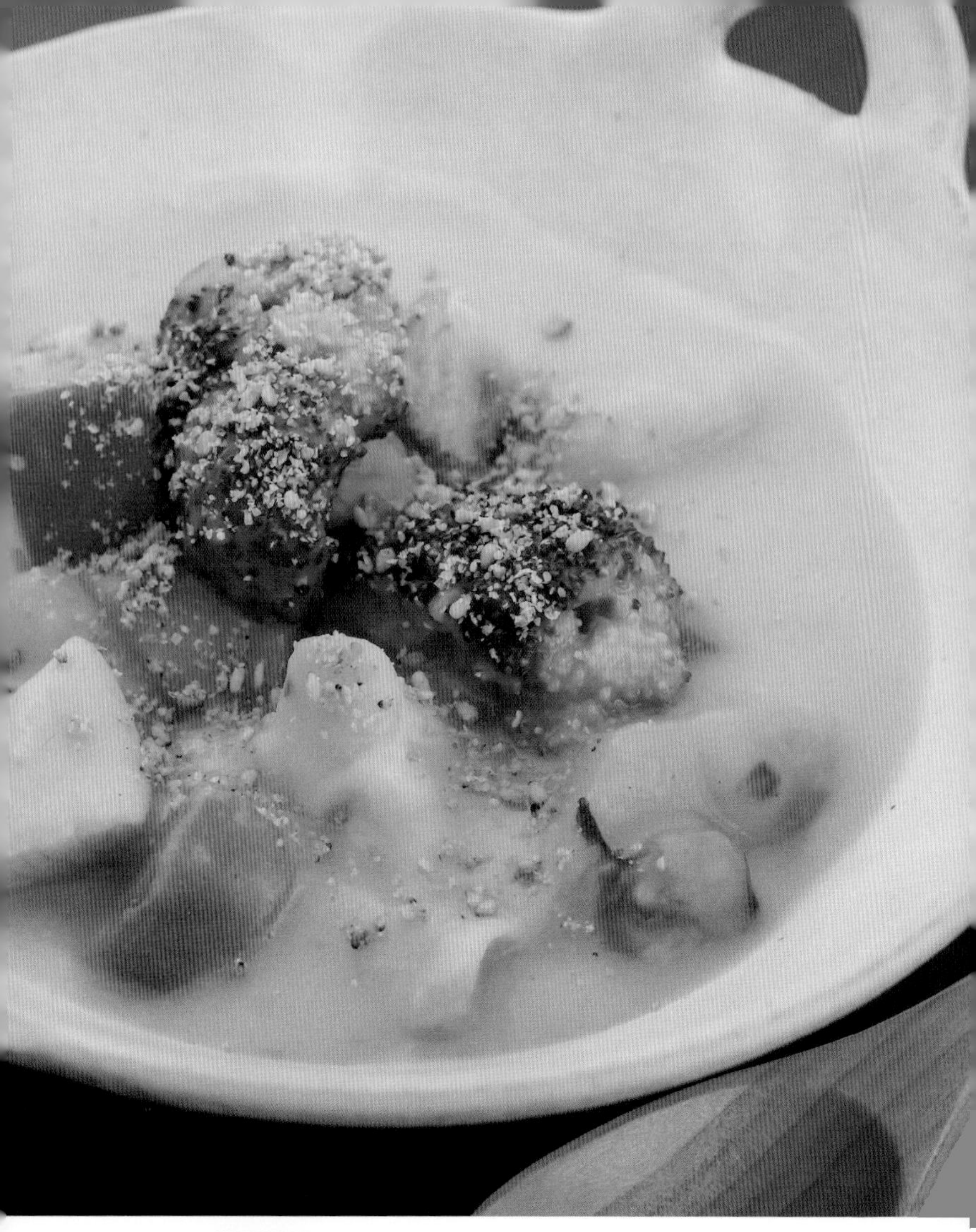

ポイント

栄養満点で、
デトックス効果もあり!

カリフラワー、ブロッコリーなどの硫黄を含む野菜は、体内の活性酸素を除去する作用や、体内の有害重金属と結合して排出する役目あり。

1人分
食物繊維
8.8g
341kcal

アーモンドごまのデトックスシチュー

アーモンドごま　すりごま

材料（4人分）

アーモンドごまふりかけ …… 大さじ4
すりごま …… 適量
鶏むね肉 …… 120g
玉ねぎ …… 1個
カリフラワー …… 1/2個
ブロッコリー …… 1/2個
にんじん …… 1本
じゃがいも …… 2個
オリーブ油 …… 大さじ2
小麦粉（全粒粉） …… 大さじ2～3
牛乳 …… 1カップ程度
アーモンドミルク …… 600㎖
水 …… 300㎖
野菜コンソメ（固形） …… 1個
塩、こしょう …… 適量

作り方

1 鶏肉はひと口大に切る。玉ねぎは、半分はみじん切りに、半分はひと口大に切る。そのほかの野菜はひと口大に切る。
2 鍋にオリーブ油大さじ1を入れて中火で熱し、玉ねぎのみじん切りを炒める。
3 2の鍋に小麦粉を少しずつ入れて、若干の粘りが出るまで炒めたら、牛乳を少しずつ加える。
4 3にアーモンドミルクと水を加えて、野菜コンソメを入れる。
5 フライパンにオリーブ油大さじ1を入れて中火で熱し、鶏肉と野菜を入れて炒める。
6 4に5を入れて、**アーモンドごまふりかけ**を加えて混ぜ、15分ほど煮る。塩、こしょうで味を調え、**すりごま**をふる。

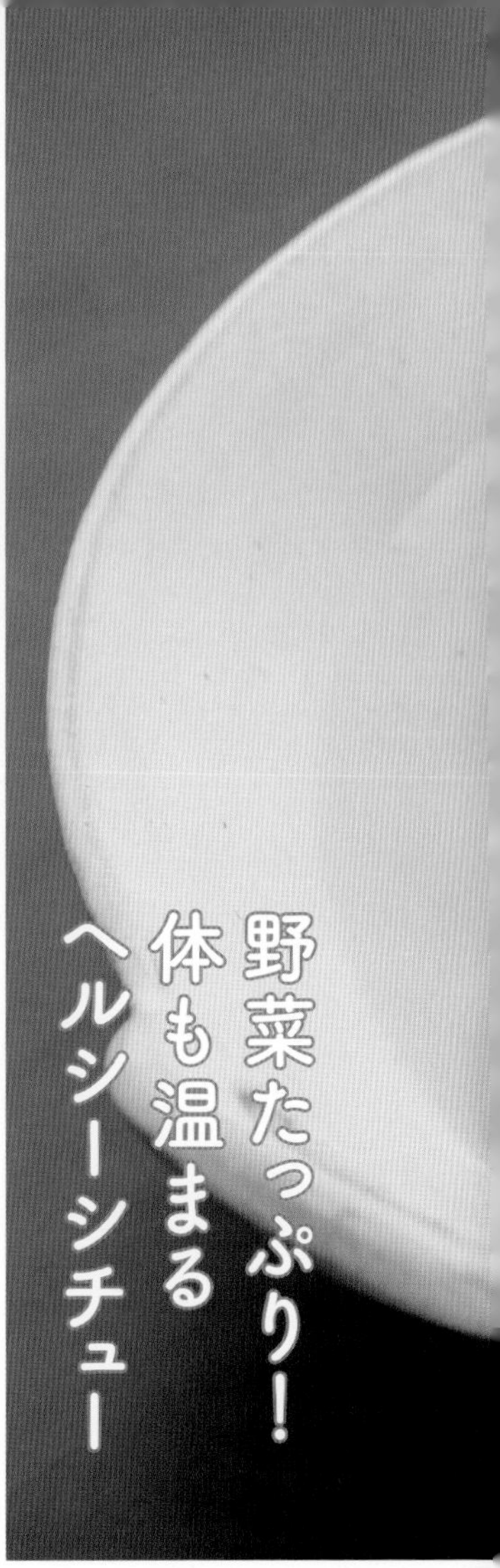

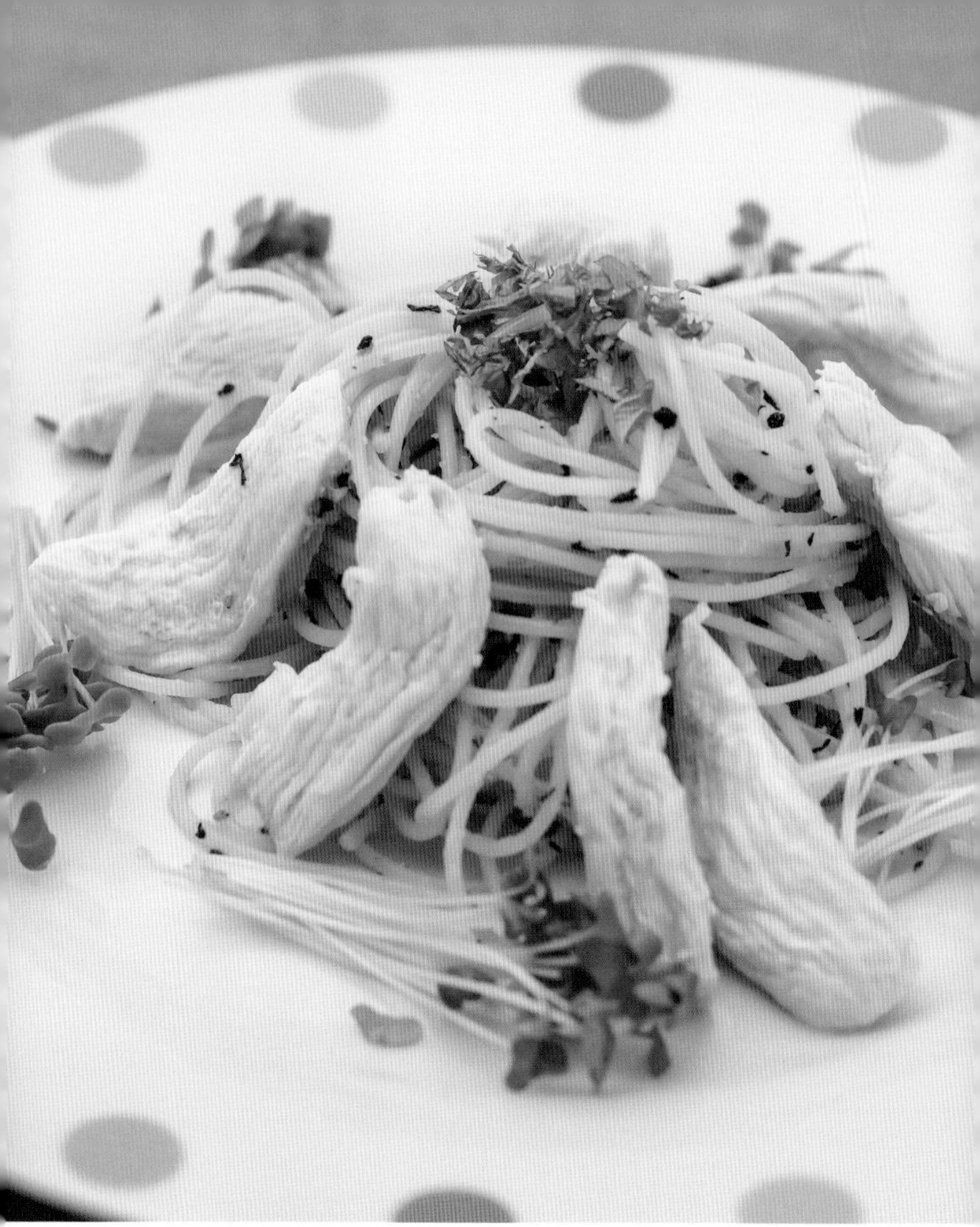

ポイント

**ひと皿に栄養がたっぷり!
パスタはなるべく低糖質のもので**

低糖質パスタに抗酸化力の高いブロッコリースプラウトと青じそをのせて。鶏むね肉には疲労回復に効くイミダペプチドも豊富です。

1人分
食物繊維
5.75g
553.5kcal

鶏むね肉の疲労回復しそごまパスタ

しそごま

材料（2人分）

しそごまふりかけ …… 大さじ4
鶏むね肉 …… 200g
青じそ …… 4枚
塩 …… 適量
スパゲッティ（できれば低糖質のもの）
　…… 160g
ブロッコリースプラウト …… 1/2パック

《オイル蒸しの材料》
キャベツかレタス …… 適量
オリーブ油 …… 大さじ1
水 …… 100㎖
こしょう …… 少々

作り方

1 鶏肉はひと口大よりやや大きめのそぎ切りにし、オイル蒸し（※）にする。青じそは粗みじん切りに。
2 鍋にたっぷりの湯を沸かして塩を加え、スパゲッティを袋の表示どおりにゆでる。
3 ゆであがったスパゲッティの湯をきってボウルに入れ、**しそごまふりかけ**とあえる。
4 器に盛り、鶏肉、青じそ、ブロッコリースプラウトを添える。

※ オイル蒸しの方法
フライパンにキャベツかレタスを敷き、その上に鶏肉を並べ、オリーブ油と水を回し入れ、こしょうをふって蓋をし、弱めの中火で10分蒸す。

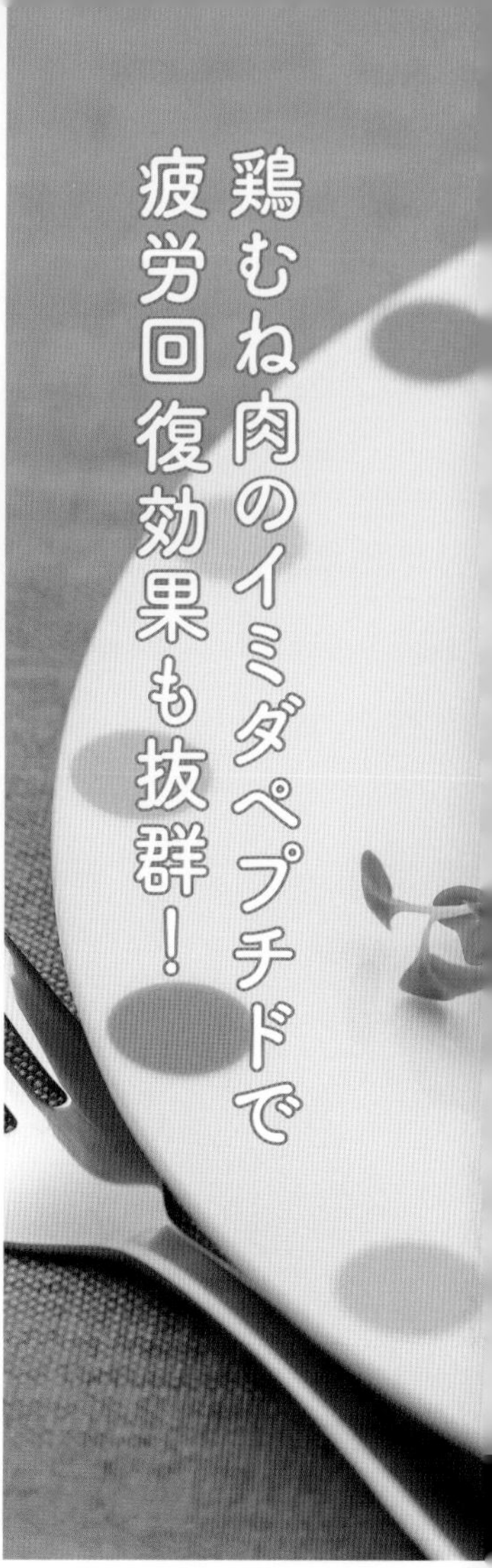

鶏むね肉のイミダペプチドで
疲労回復効果も抜群！

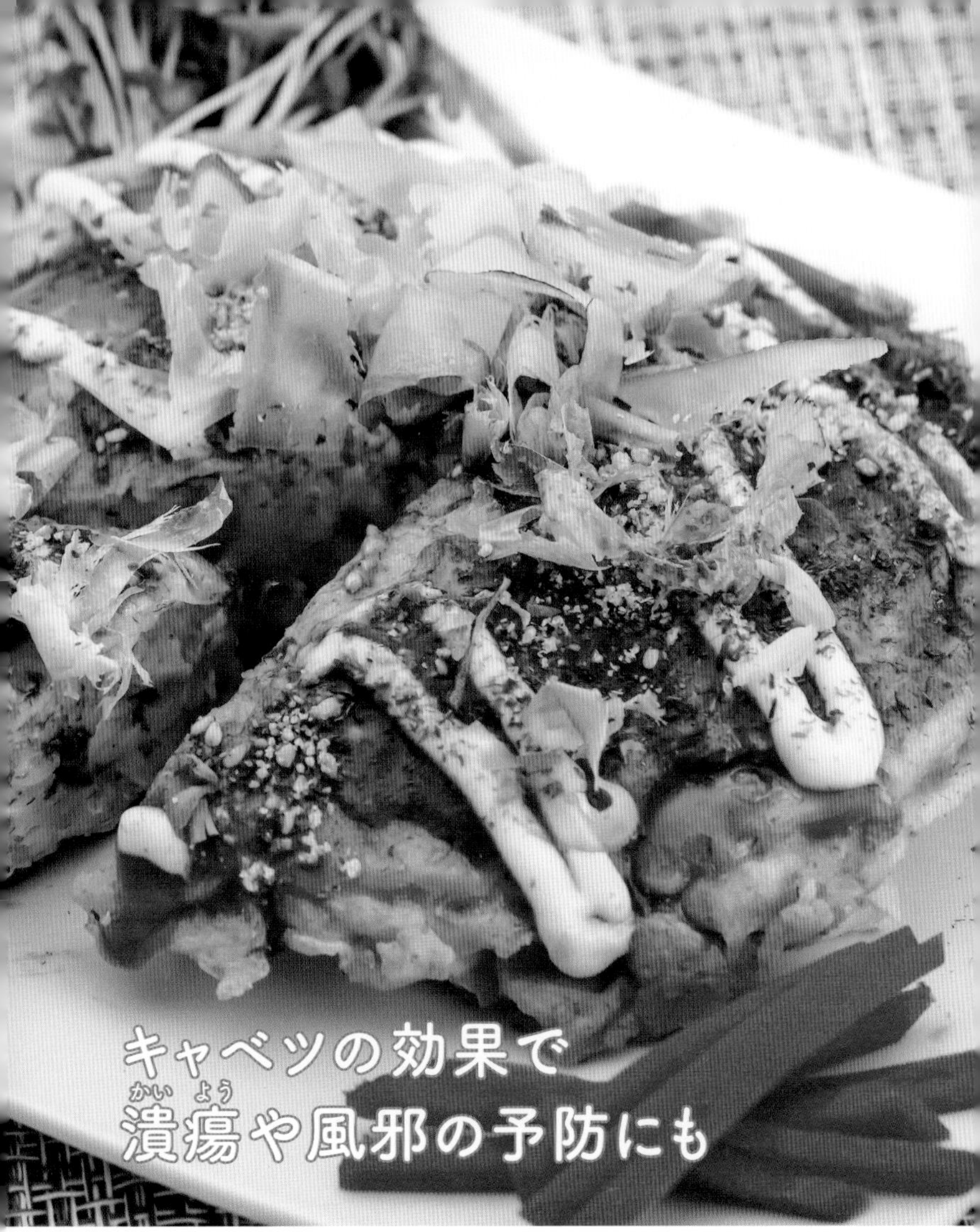

キャベツの効果で 潰《かい》瘍《よう》や風邪の予防にも

ポイント

キャベツに含まれるビタミンUは、潰瘍の予防にも

キャベツに含まれるキャベジンと呼ばれるビタミンUは、胃や十二指腸潰瘍を予防する作用あり。風邪の予防にもなります。

1人分
食物繊維
5.5g
644kcal

胃腸にいい お好み焼き

えび ごま

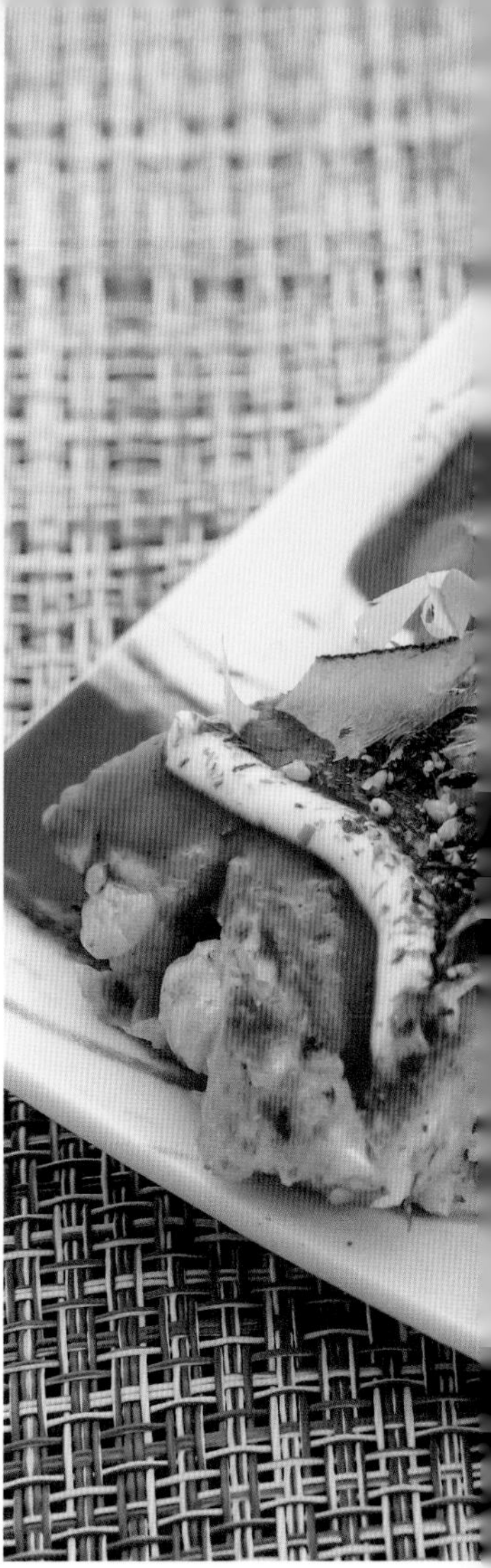

材料（2人分）

えびごまふりかけ …… 大さじ2
豚肩ロース薄切り肉 …… 6枚
塩、こしょう …… 適量
キャベツ …… 3枚
卵 …… 2個
全粒粉 …… 50g
薄力粉 …… 20g
だし …… 80㎖
オリーブ油 …… 大さじ2
ソース …… 大さじ3
マヨネーズ …… 適量
青のり …… 適量
かつおぶし …… 適量
紅しょうが …… 適量

作り方

1 豚肉は広げて包丁の背で軽くたたき、塩、こしょうをふる。キャベツは小さめのざく切りにする。
2 ボウルに卵を割りほぐし、全粒粉、薄力粉、**えびごまふりかけ**、だしを入れて混ぜ合わせる。よく混ざったら、キャベツを加えてさらに混ぜる。
3 フライパンにオリーブ油大さじ1を入れて中火で熱し、2の半量を流し入れて丸く広げる。液が少し固まったら、豚肉半量を薄く広げてのせる。焼き目がついたらくるっと裏返し、火を弱めて蓋をして3〜4分ほど焼く。
4 残りの材料でもう一枚焼く。
5 器に盛り、ソースとマヨネーズをかけ、青のりとかつおぶしを散らし、紅しょうがを添える。

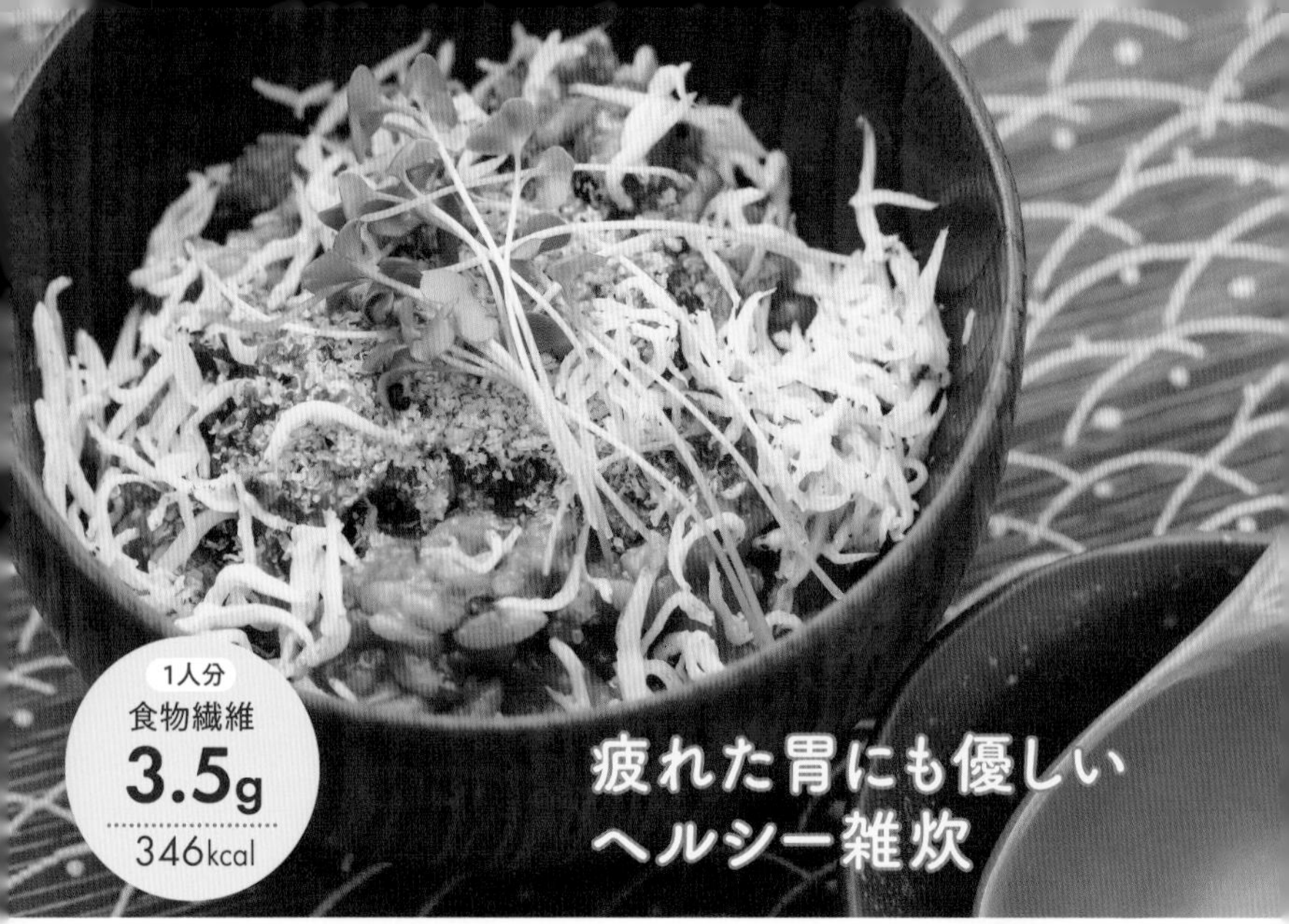
1人分
食物繊維
3.5g
346kcal
疲れた胃にも優しい
ヘルシー雑炊

骨まで健康・雑穀ごま雑炊

えび
ごま

材料（4人分）

えびごまふりかけ …… 大さじ4
白米 …… 1合
雑穀 …… 1合
水 …… 適量
だし …… 300㎖
しょうゆ …… 大さじ2
みりん …… 大さじ1
しらす …… 50g
ブロッコリースプラウト …… 適量

作り方

1 といだ白米と雑穀を炊飯器に入れ、2合の目盛りまで水を入れて炊く。
2 炊きあがった雑穀ごはんを小鍋に移し、だしとしょうゆ、みりん、**えびごまふりかけ**大さじ2を入れて混ぜ合わせ、弱めの中火でかき混ぜながら軟らかく煮る。
3 器に盛り、しらす、**えびごまふりかけ**大さじ2、ブロッコリースプラウトを散らす。

ポイント

ビタミンとミネラルたっぷり!
体調不良や食欲不振時に

しらすにはカルシウムやビタミンDが含まれており、丈夫な歯や骨をつくり出す効果あり。食欲がないときでも食べやすい一品。

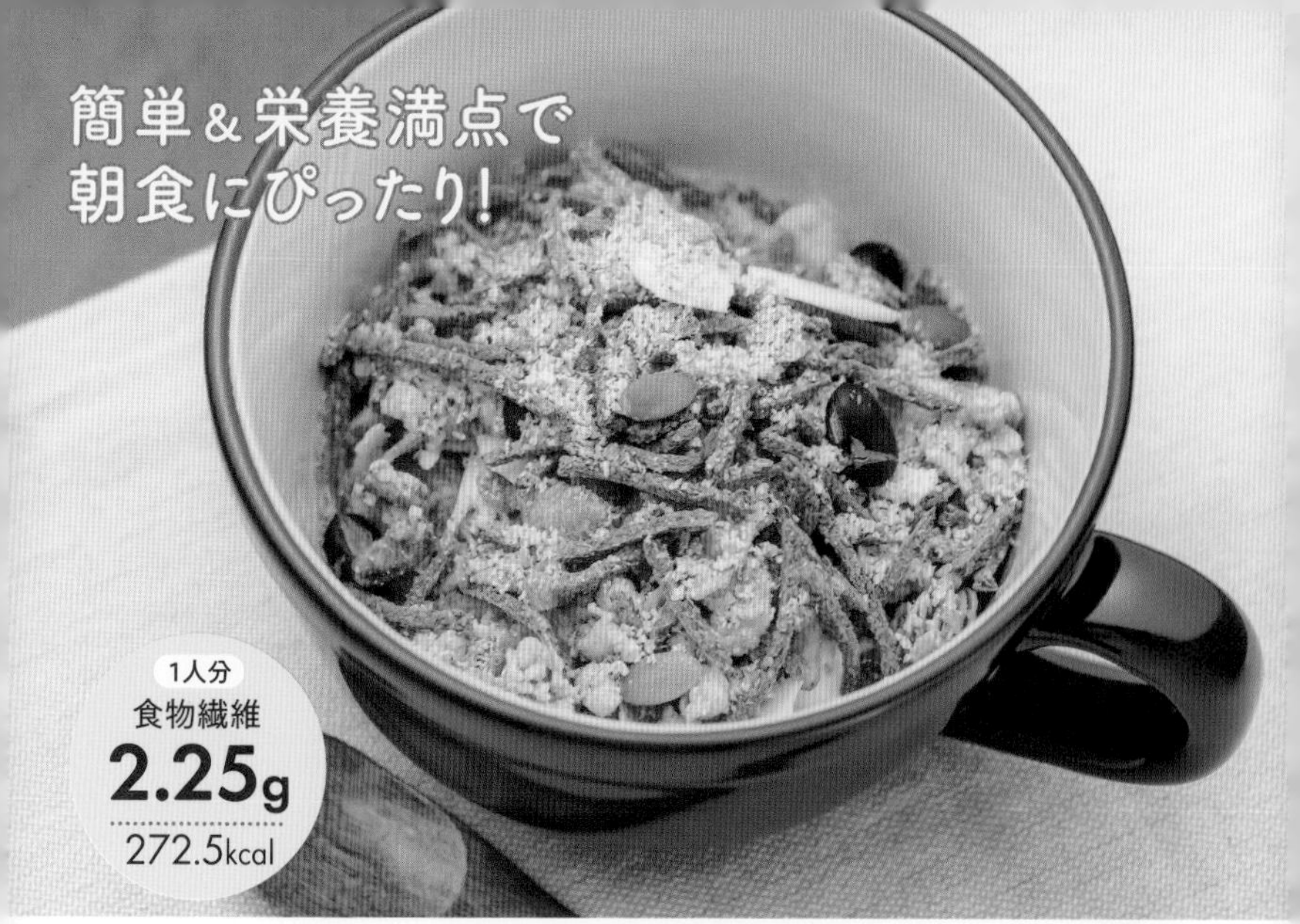
簡単&栄養満点で
朝食にぴったり!
1人分
食物繊維
2.25g
272.5kcal

ごまヨーグルトの腸活シリアル

アーモンドごま

材料（2人分）

アーモンドごまふりかけ
……**大さじ2**
シリアル……100g
ヨーグルト（脂肪ゼロのもの）
……160g

作り方

1 器にヨーグルトを入れ、シリアルをのせる。
2 **アーモンドごまふりかけ**をかけ、できあがり。

ポイント

アーモンドごま＋ヨーグルトで腸内環境も整う

ヨーグルトは脂肪ゼロのものがおすすめ。たんぱく質が豊富なシリアルや、食物繊維が豊富なシリアルなどと一緒にとればさらに効果的！

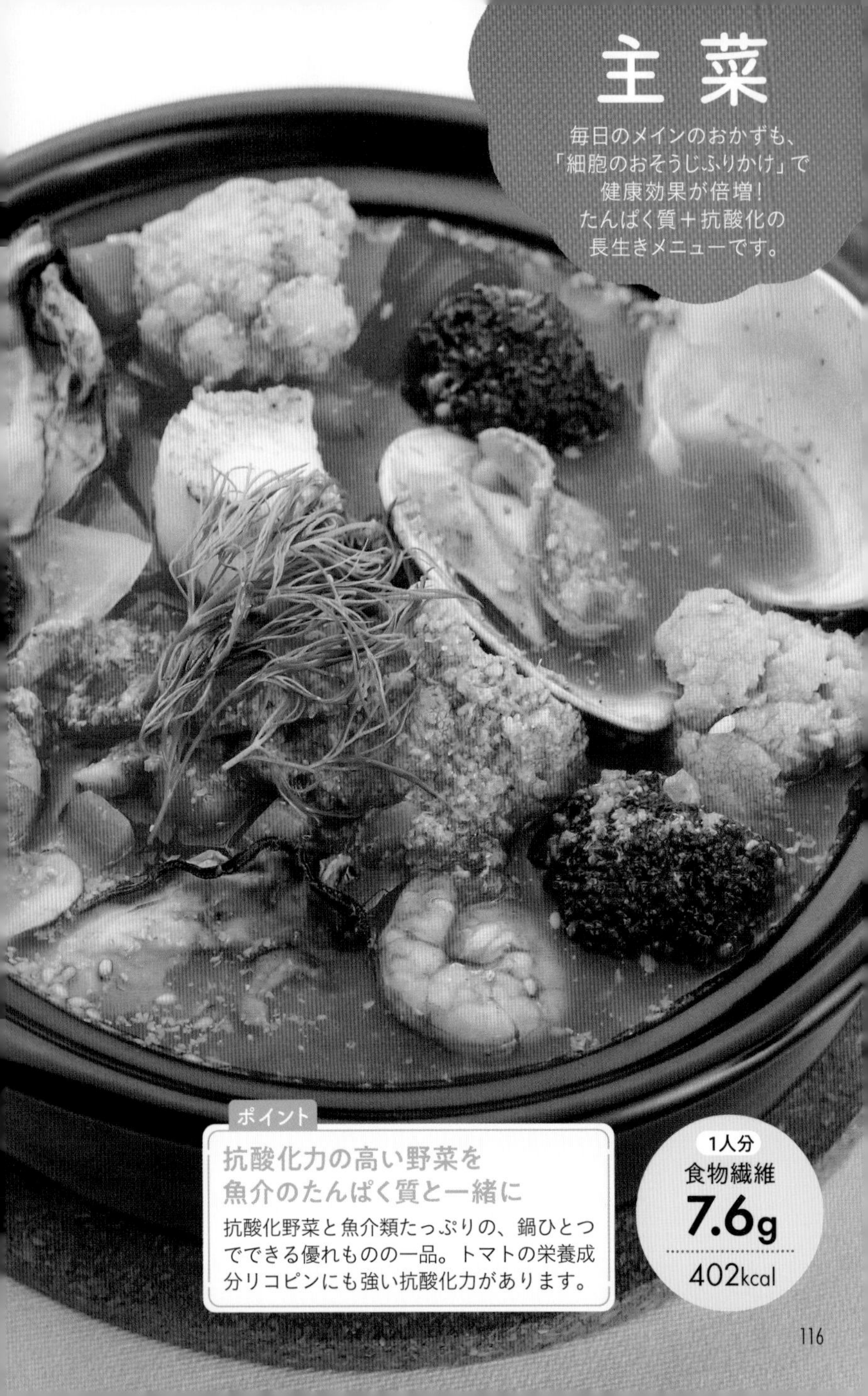

主菜

毎日のメインのおかずも、
「細胞のおそうじふりかけ」で
健康効果が倍増!
たんぱく質+抗酸化の
長生きメニューです。

ポイント

抗酸化力の高い野菜を魚介のたんぱく質と一緒に

抗酸化野菜と魚介類たっぷりの、鍋ひとつでできる優れものの一品。トマトの栄養成分リコピンにも強い抗酸化力があります。

1人分
食物繊維
7.6g
402kcal

魚介と
抗酸化野菜の
洋風ごま鍋

すりごま

材料（2人分）

すりごま …… 大さじ2
いりごま …… 適量
好みの魚介（えび、ほたて、はまぐり、牡蠣《かき》など）
…… 適量
玉ねぎ …… 1/2個
ブロッコリー …… 1/4個
カリフラワー …… 1/4個
パプリカ（赤、黄）…… 各1個
マッシュルーム …… 6個
にんじん …… 1/2本　　トマト …… 1個
オリーブ油 …… 大さじ1
トマトピューレ …… 18g
水 …… 600mℓ
野菜コンソメ（固形）…… 2個
ディル（ほかのグリーンハーブでも可）
…… 適量

作り方

1 魚介は下ごしらえしておく（はまぐりは殻をこすり合わせて洗う。牡蠣は薄い塩水で洗い、水けをふく）。野菜はひと口大に切る。
2 鍋にオリーブ油を入れて中火で熱し、玉ねぎを炒める。玉ねぎがしんなりしたら、ほかの野菜も加えて炒める。
3 トマトピューレと水、野菜コンソメを入れて中火で15分ほど煮る。
4 野菜が煮えたら魚介類を入れて火を通し、**すりごま**と**いりごま**をふる。
5 ディルをのせて、できあがり。

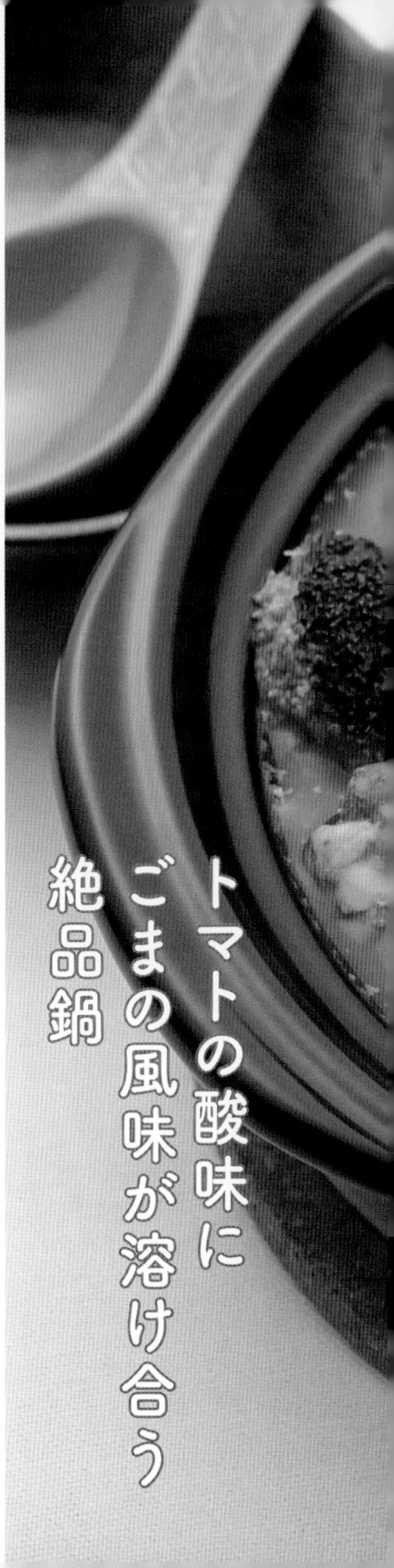
トマトの酸味に
ごまの風味が溶け合う
絶品鍋

動脈硬化のリスクを下げる 栄養満点のヘルシーメニュー

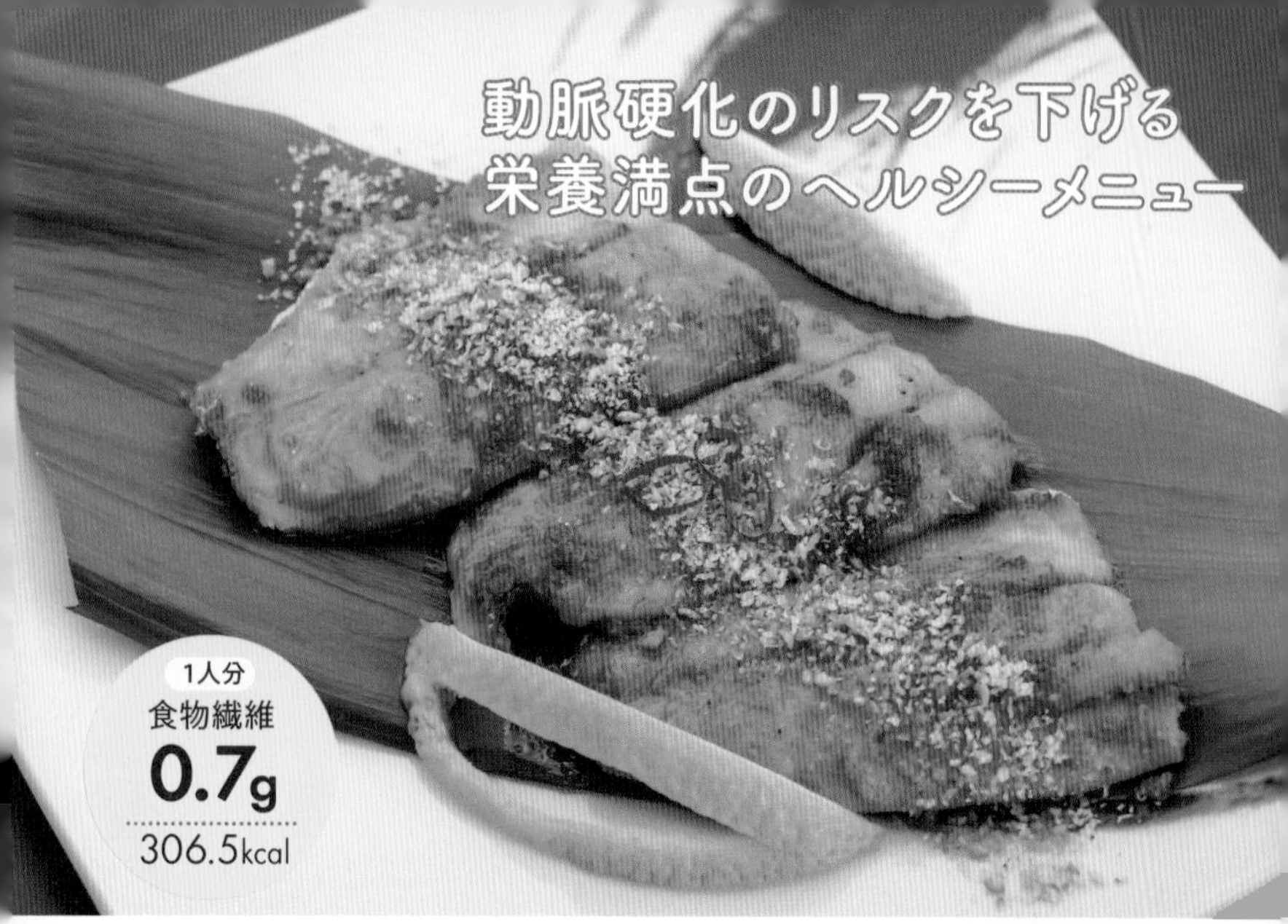

1人分
食物繊維
0.7g
306.5kcal

あじの血液サラサラかば焼き風

かつおぶしごま　すりごま

材料（2人分）

かつおぶしごまふりかけ …… 大さじ2
すりごま …… 小さじ2
あじ（いわしでも可）…… 3〜4尾
赤とうがらし …… 適量
オリーブ油 …… 大さじ1
しょうゆ …… 大さじ1と1/2
みりん …… 大さじ1と1/2
日本酒 …… 大さじ1と1/2
きび砂糖 …… 小さじ1　　ゆずの皮 …… 適量

ポイント

あじでEPA、DHAをしっかり摂取！

あじはEPA、DHAが豊富。EPA、DHAには体内の炎症を抑える働きがあり、動脈硬化のリスクを下げる効果もあります。

作り方

1 あじは3枚におろす。赤とうがらしは種を取って輪切りにする。
2 フライパンにオリーブ油を入れて中火で熱し、1のあじを、皮面を下にして焼く。
3 少し色目がついたらあじを裏返して、しょうゆ、みりん、日本酒、きび砂糖、**かつおぶしごまふりかけ**を入れて煮詰める。
4 器に盛り、**すりごま**をふって赤とうがらしをのせ、ゆずの皮を添える。

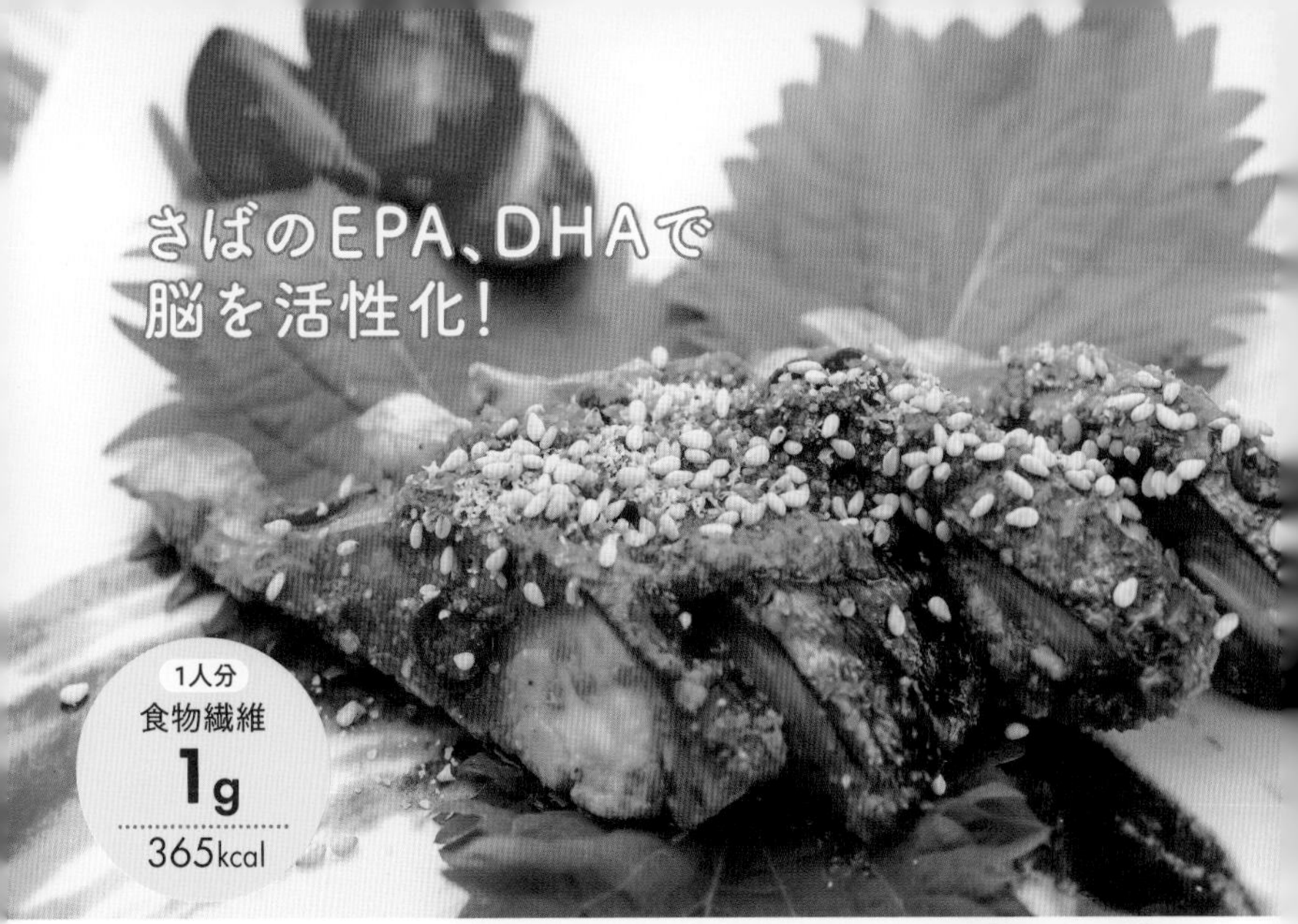
さばのEPA、DHAで
脳を活性化!
1人分
食物繊維
1g
365kcal

ごまたっぷり脳活ごまさば

かつおぶしごま　すりごま

材料（2人分）

かつおぶしごまふりかけ …… 大さじ2
すりごま、いりごま …… 適量
さば …… 1/2尾
赤とうがらし …… 1本
日本酒 …… 100㎖
みりん …… 100㎖
しょうゆ …… 大さじ2
昆布の粉 …… 小さじ1
わさび …… 適量
青じそ …… 3枚
ミニトマト …… 適量

作り方

1. さばは食べやすい大きさに切る。赤とうがらしは種を取って輪切りにする。
2. 鍋に日本酒とみりんを入れて半分程度に煮詰め、そこに1のさばを入れて火を通す。
3. ボウルにしょうゆ、昆布の粉、2のさばを汁ごと入れて、赤とうがらし、わさび、**かつおぶしごまふりかけ**を加え、混ぜ合わせる。
4. 器に青じそを敷き、さばを盛りつけ、上から**すりごま**と**いりごま**をふり、切ったミニトマトを添える。

ポイント

お魚＋ごまたっぷりで、心も脳も健康に

あじと同じく、さばもEPA、DHAが豊富なお魚。赤とうがらしに含まれるカプサイシンは肥満予防効果があります。

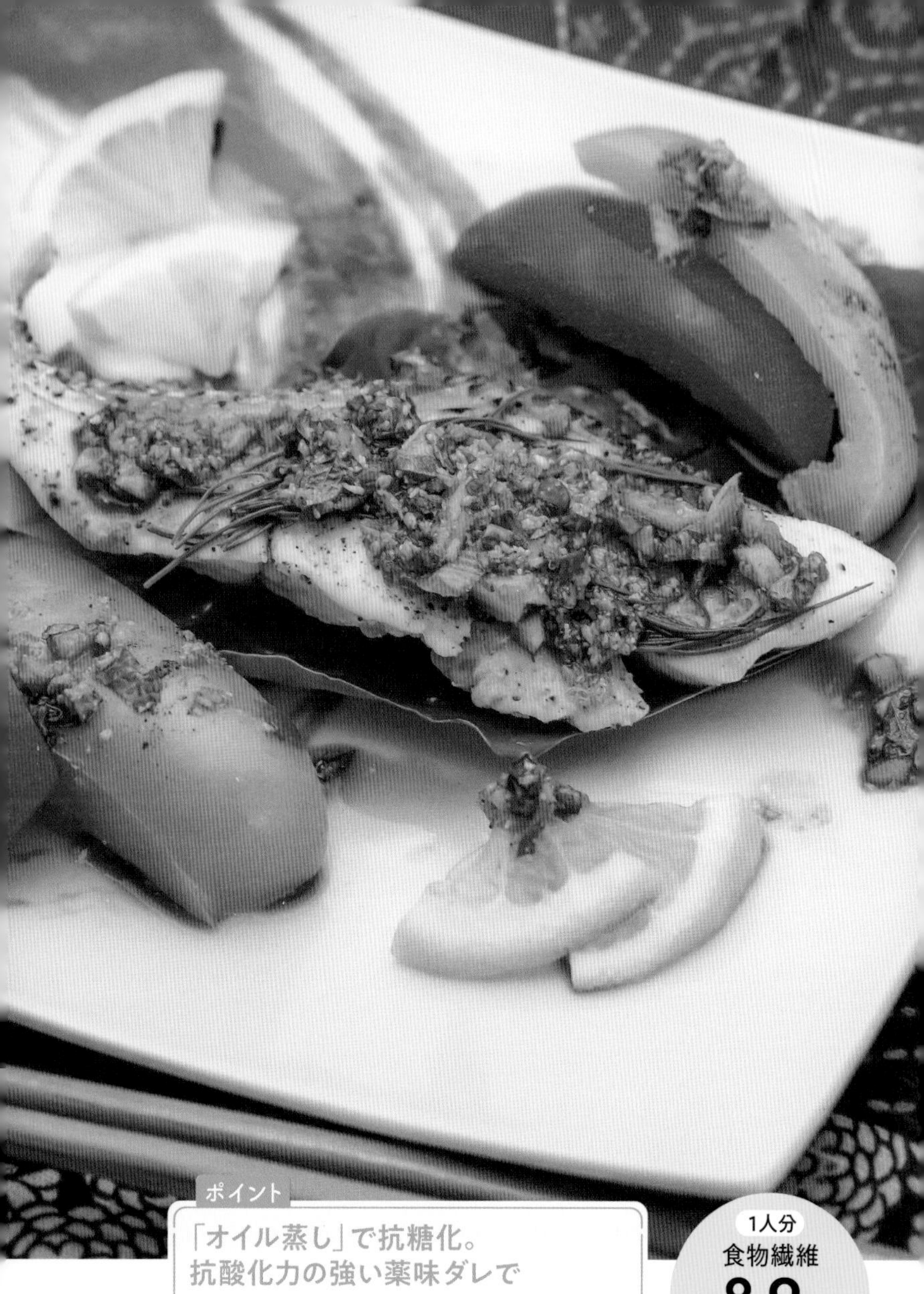

ポイント

「オイル蒸し」で抗糖化。
抗酸化力の強い薬味ダレで

肉や魚を加熱調理する際に「オイル蒸し」にすると、糖化が比較的抑えられます。抗酸化力の強い薬味ダレやパプリカと合わせて。

1人分
食物繊維
8.9g
612kcal

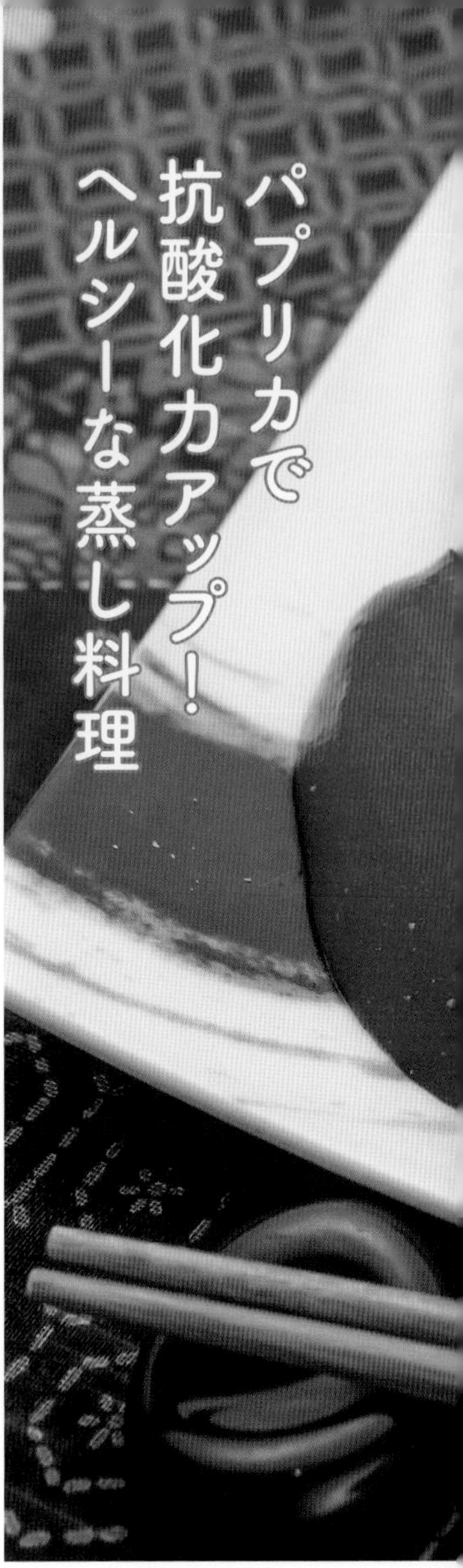

パプリカで
抗酸化力アップ！
ヘルシーな蒸し料理

すずきの抗糖化オイル蒸し

かつおぶしごま

材料（2人分）

パプリカ（赤、黄）…… 各1/2個
レモン …… 少々
キャベツかレタス …… 適量
すずき …… 2切れ
水 …… 100mℓ
オリーブ油 …… 大さじ2
こしょう …… 少々
ディル …… 適量

《薬味ダレ》
かつおぶしごまふりかけ …… 大さじ2
青じそ …… 4枚
みょうが …… 2個
減塩しょうゆ …… 大さじ3
米酢 …… 小さじ1
亜麻仁油 …… 小さじ1
きび砂糖 …… 小さじ1

作り方

1 パプリカは2cm幅に切る。レモンはいちょう切りにする。
2 フライパンにキャベツかレタスを敷き、すずきとパプリカを並べ、水とオリーブ油を回し入れてこしょうをふる。蓋をして弱めの中火で10分加熱し、オイル蒸しに。
3 青じそ、みょうがは粗みじん切りにし、そのほかのタレの材料と一緒にボウルに入れて混ぜ合わせる。
4 器にすずきとパプリカを盛りつけ、ディルをのせ、レモンを添え、薬味ダレをかける。

ドレッシングの亜麻仁油で
オメガ3も摂取できる!

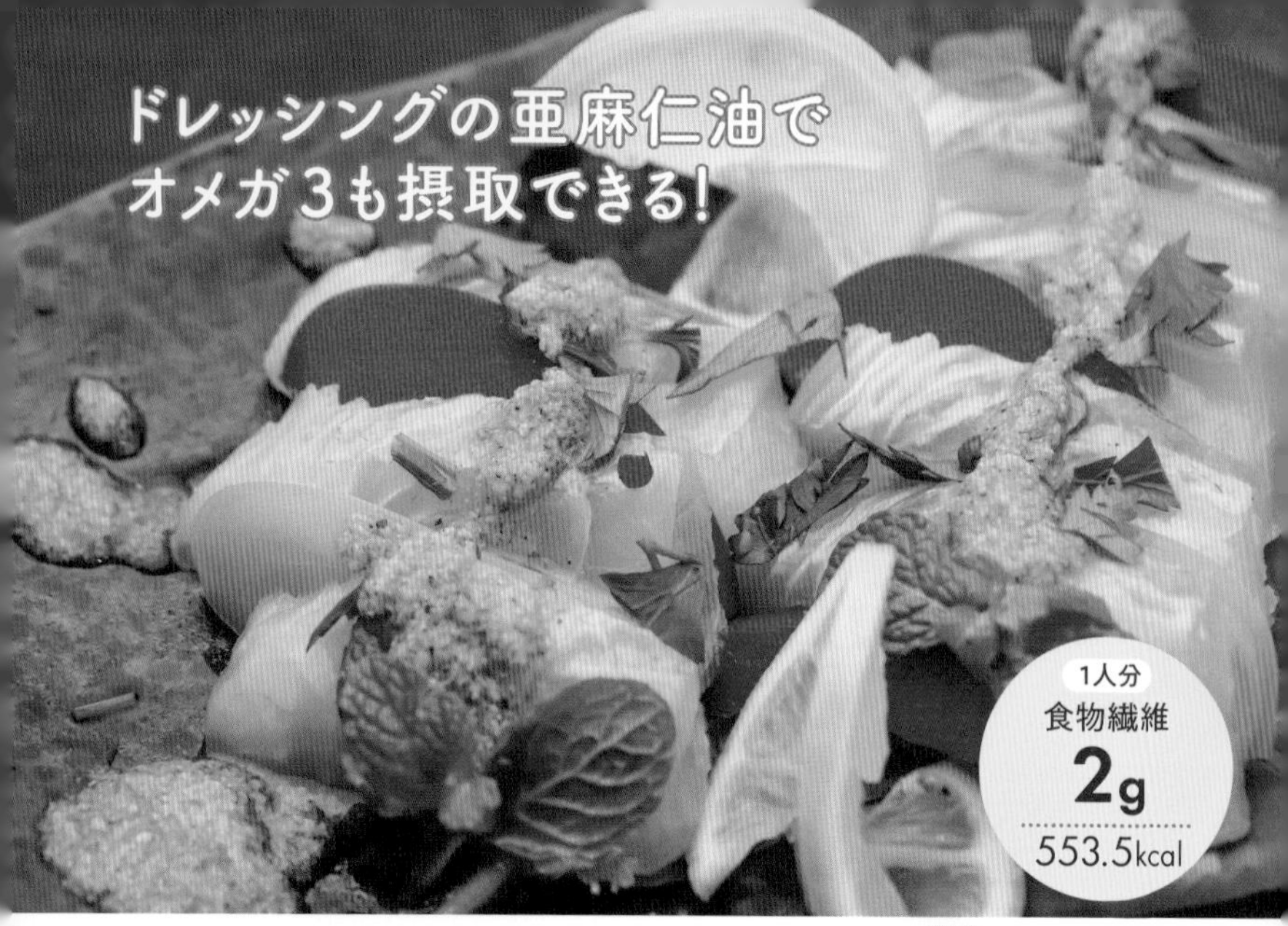

1人分
食物繊維
2g
553.5kcal

真鯛の降圧カルパッチョ

アーモンド
ごま

材料（2人分）

真鯛 …… 1/2尾
パプリカ（赤、黄）…… 各1/2個
イタリアンパセリ …… 適量
レモン …… 1/3個
ミントリーフ …… 適量
ピンクペッパー（実）…… 適量

《ドレッシング》
アーモンドごまふりかけ
…… 大さじ2
※アーモンドパウダーを加熱したものを使用してください（29ページ参照）
オリーブ油 …… 大さじ1と1/2
亜麻仁油 …… 小さじ1
塩、こしょう …… 少々
レモン汁 …… 小さじ1

作り方

1 真鯛はそぎ切りにする。パプリカは食べやすい大きさに切る。イタリアンパセリはざく切りに、レモンは輪切りにする。
2 ドレッシングの材料をすべてボウルに入れ、混ぜ合わせる。
3 器に真鯛とパプリカを交互に並べ、イタリアンパセリとミントリーフをのせる。ドレッシングをかけ、ピンクペッパーを散らし、レモンを添える。

ポイント

ハーブをたっぷりとることで、抗酸化力もさらにアップ!

パセリやミントリーフ、パプリカなど、抗酸化力の高い野菜もたっぷりとれる！　亜麻仁油のオメガ3脂肪酸には降圧効果もあり。

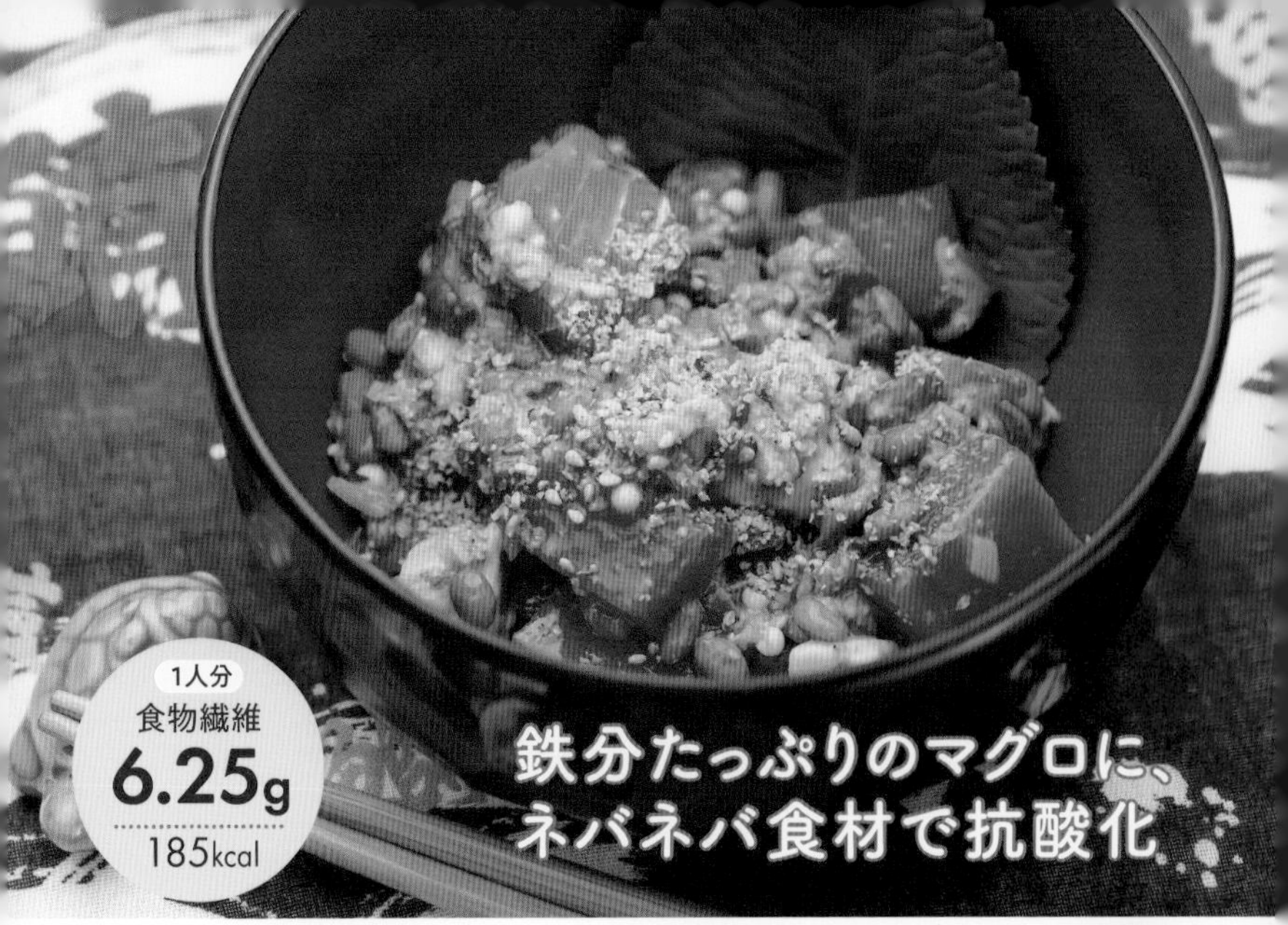
1人分
食物繊維
6.25g
185kcal
鉄分たっぷりのマグロに、
ネバネバ食材で抗酸化

ネバネバパワーの抗酸化ばくだん

かつおぶし
ごま

材料（2人分）

かつおぶしごまふりかけ
…… **大さじ2**
いりごま …… 適量
まぐろ …… 100g
青じそ …… 3枚
みょうが …… 2個
オクラ …… 7本
納豆 …… 1パック（50g）
小ねぎ（小口切り）…… 2本
レモン汁 …… 小さじ1
亜麻仁油 …… 小さじ1
しょうゆ …… 大さじ1

作り方

1 まぐろはやや小さめのひと口大に切る。青じそとみょうがは粗みじん切りにする。
2 オクラはヘタを丸く切り取ってさっとゆで、細めの輪切りにする。
3 いりごま以外のすべての材料をボウルに入れ、混ぜ合わせる。器に盛り、**いりごま**をふる。
※ お好みでアボカドや山いもを加えても◎。卵黄を混ぜ合わせるとコクが出ておいしいです。

ポイント

かつおぶしごまふりかけを あえることで、風味も豊かに

まぐろでEPA、DHAや鉄分を摂取。オクラのネバネバは、ガラクタン、ペクチンなどの優れた食物繊維で高い抗糖化作用あり。

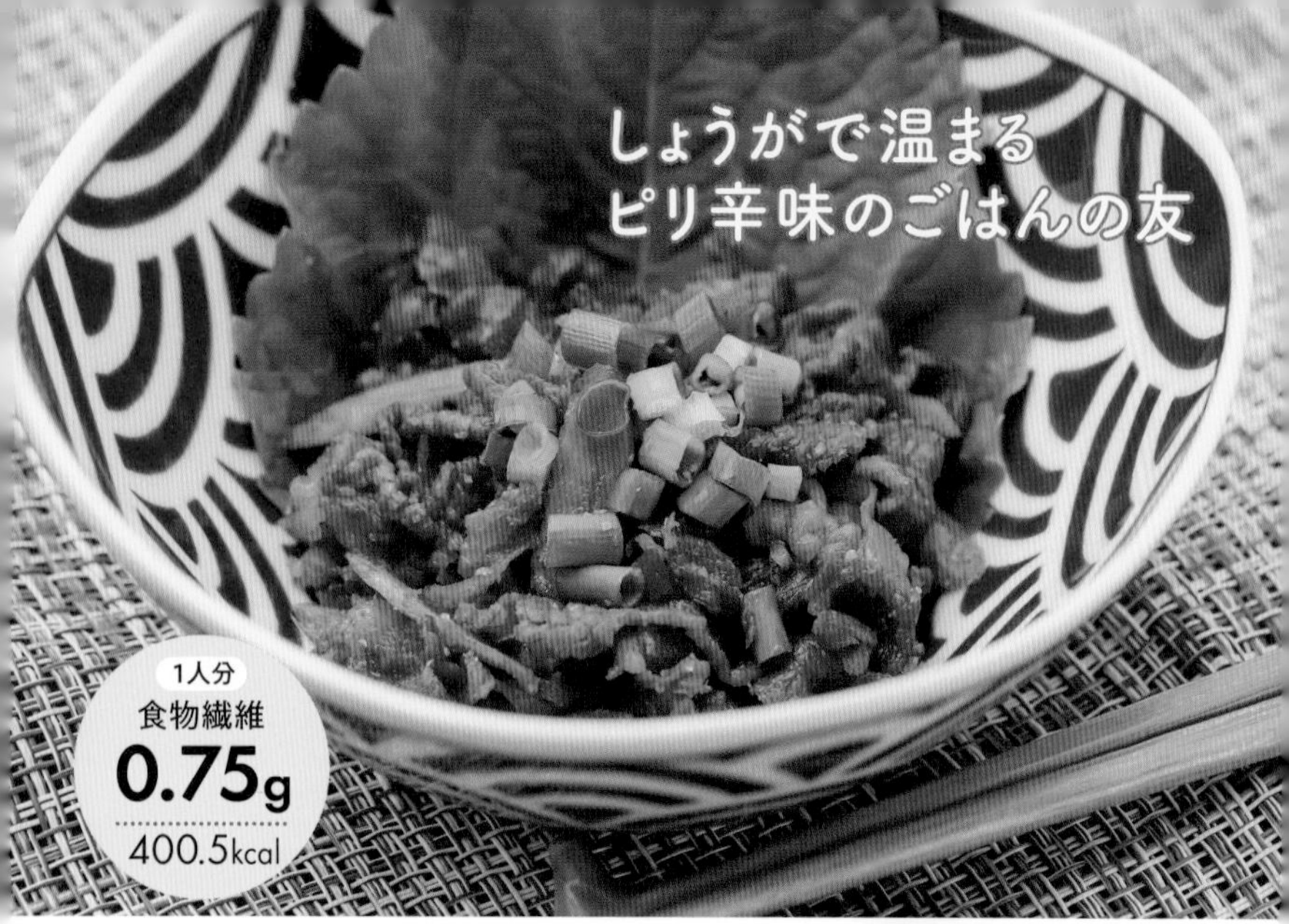
しょうがで温まる
ピリ辛味のごはんの友
1人分
食物繊維
0.75g
400.5kcal

体温め牛肉しぐれ煮風

かつおぶしごま

材料（2人分）

牛薄切り肉
（脂身の少ない赤身部分）…… 200g
しょうが …… 20g
赤とうがらし …… 1本
オリーブ油 …… 大さじ1
小ねぎ（小口切り）…… 適量

《タレ》
かつおぶしごまふりかけ
…… 大さじ2
しょうゆ …… 大さじ2
みりん …… 大さじ2
日本酒 …… 大さじ2
きび砂糖 …… 小さじ2

作り方

1 牛肉は食べやすい大きさに切る。しょうがは千切りに、赤とうがらしは種を取って輪切りにする。
2 鍋にオリーブ油を入れて中火で熱し、牛肉を炒める。
3 しょうが、赤とうがらし、タレの材料をすべて入れて、汁がほぼなくなるくらいまで煮詰める。
4 器に盛り、小ねぎを散らす。

ポイント

加熱したしょうがで
抗酸化物質が増す!

しょうがたっぷりで、常備菜やお弁当のおかずとしても最適。しょうがは加熱することにより、抗酸化物質のショウガオールが増します。

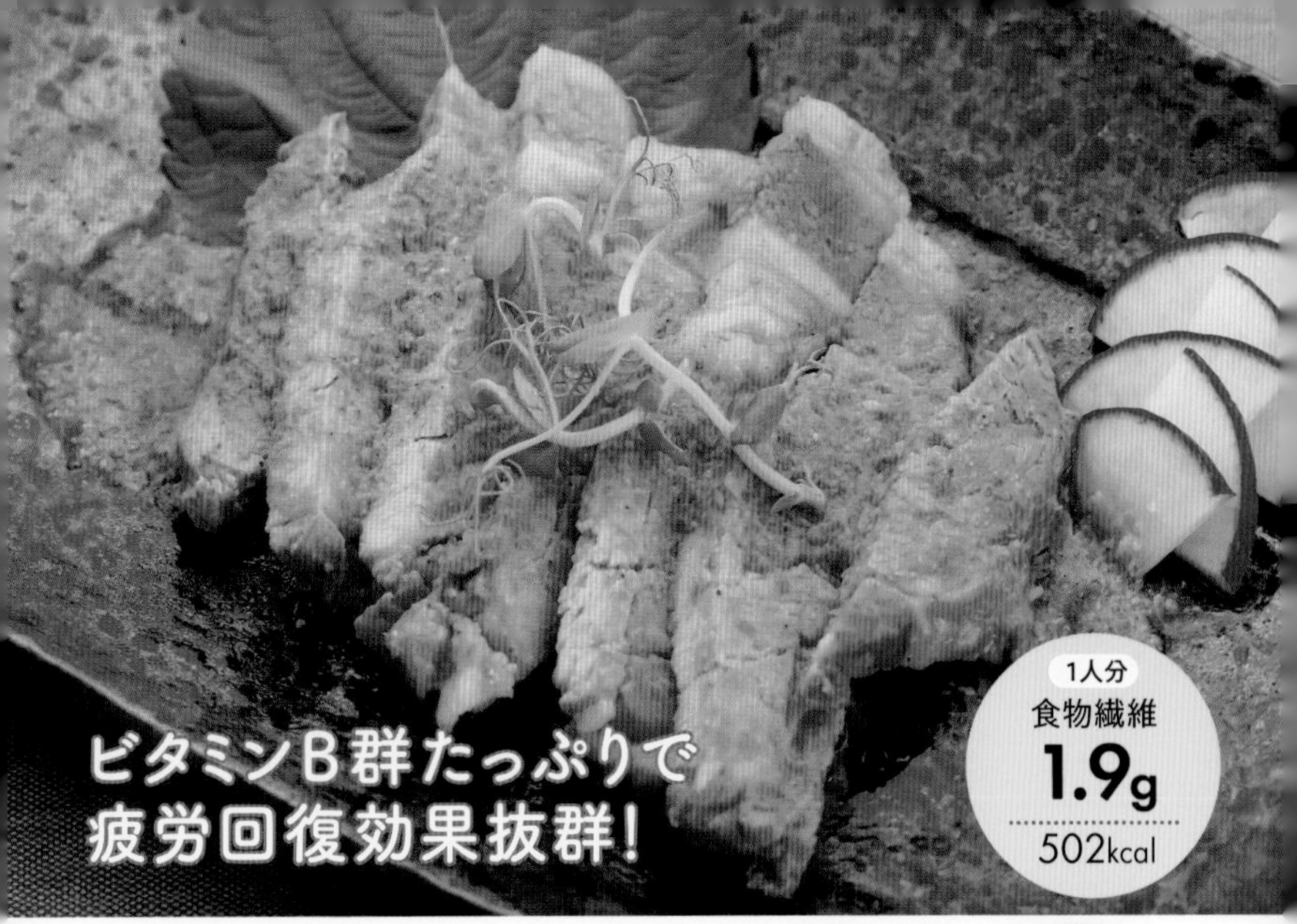
ビタミンB群たっぷりで
疲労回復効果抜群!
1人分
食物繊維
1.9g
502kcal

疲れがとれるみそごまポーク

みそ
ごま

材料（2人分）

みそごまふりかけ……**大さじ4**
豚肩ロース肉……300g
赤大根……適量
オリーブ油……大さじ1
日本酒……大さじ1
えごまの葉（あれば）……2枚
マイクロハーブ（あれば）……少々

ポイント

さめてもおいしいので、お弁当にもぴったり

厚みのある豚肉は、みそごまふりかけに漬けておくと軟らかくなります。豚肉に含まれるビタミンB群には、疲労回復効果あり。

作り方

1 豚肉は筋に包丁で切れ目を入れておく。赤大根はいちょう切りにする。
2 豚ロースを**みそごまふりかけ**に漬けて10分ほどおく。その後、**みそごまふりかけ**は拭きとる（拭きとった**みそごまふりかけ**はあとで使用する）。
3 フライパンにオリーブ油を入れて中火で熱し、豚肉を焼く。焼き色がついたら裏返し、**2**の**みそごまふりかけ**と日本酒を入れて蓋をし、弱火で4〜5分ほど加熱する。
4 器にえごまの葉を敷き、豚肉を盛りつけ、フライパンに残った**みそごまふりかけ**ダレを上からかけ、マイクロハーブをのせ、赤大根を添える。

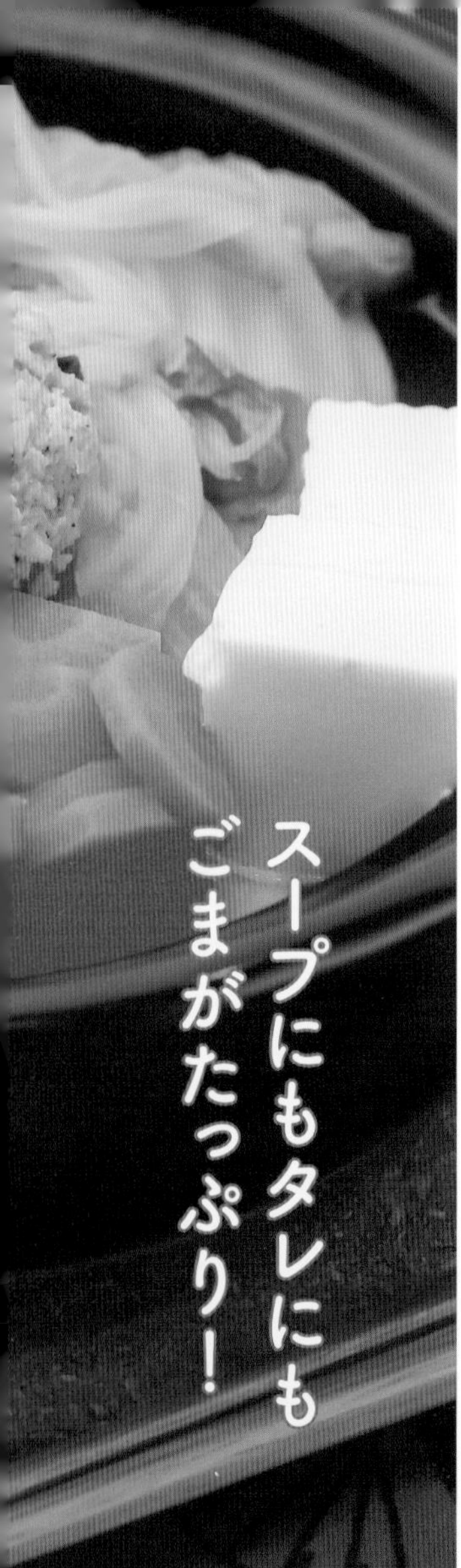

ごまダレでいただく鶏団子鍋

みそごま　すりごま

材料（2人分）

みそごまふりかけ …… 大さじ1
白菜 …… 3〜4枚
にんじん …… 1本
しめじ …… 1パック
鶏ひき肉（できればささみ）…… 150g
しょうが（すりおろし）…… 1片
小ねぎ（小口切り）…… 適量
日本酒 …… 小さじ1
昆布だし …… 1ℓ
絹ごし豆腐 …… 1/2丁

《ごまダレ》
すりごま …… 大さじ1
めんつゆ（希釈したもの）…… 300㎖
七味とうがらし …… 適量

作り方

1 白菜、にんじんは食べやすい大きさに切る。しめじは根元の硬い部分を切り落とし、小房に分ける。
2 ボウルにひき肉、しょうが、小ねぎ、日本酒を入れてよく混ぜ合わせ、ひと口大に丸く形づくる。
3 鍋に昆布だしを入れ、野菜と鶏団子、食べやすい大きさに切った豆腐を並べ入れ、**みそごまふりかけ**も加えて煮込む。
4 ごまダレの材料を混ぜ合わせ、つけていただく。

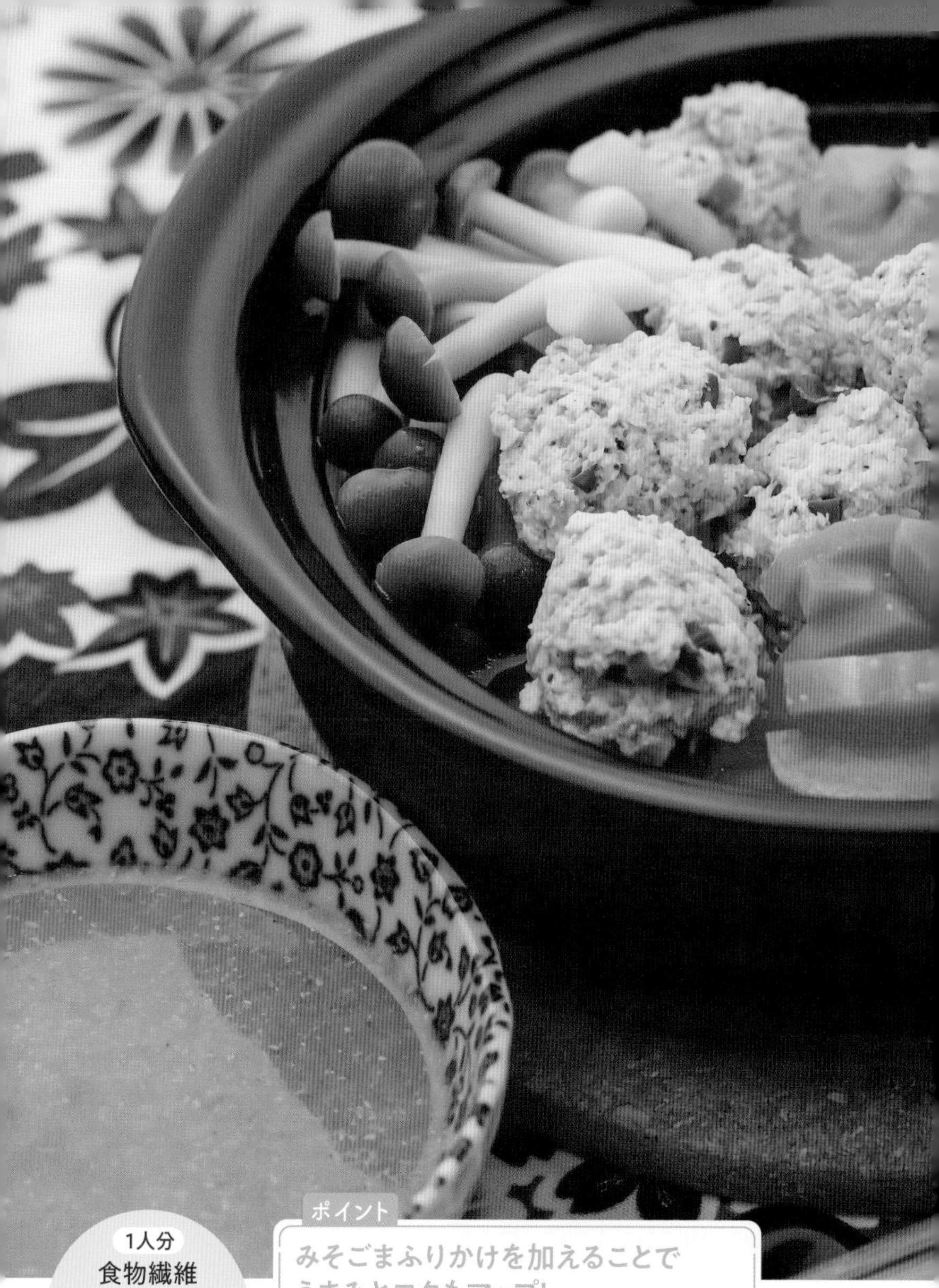

1人分

食物繊維

9.5g

307.5kcal

ポイント

みそごまふりかけを加えることで
うまみとコクもアップ!

お鍋は簡単に準備ができて、野菜もたんぱく質もたくさんとれる便利なメニュー。自宅で簡単に作れるごまダレと一緒に召し上がれ。

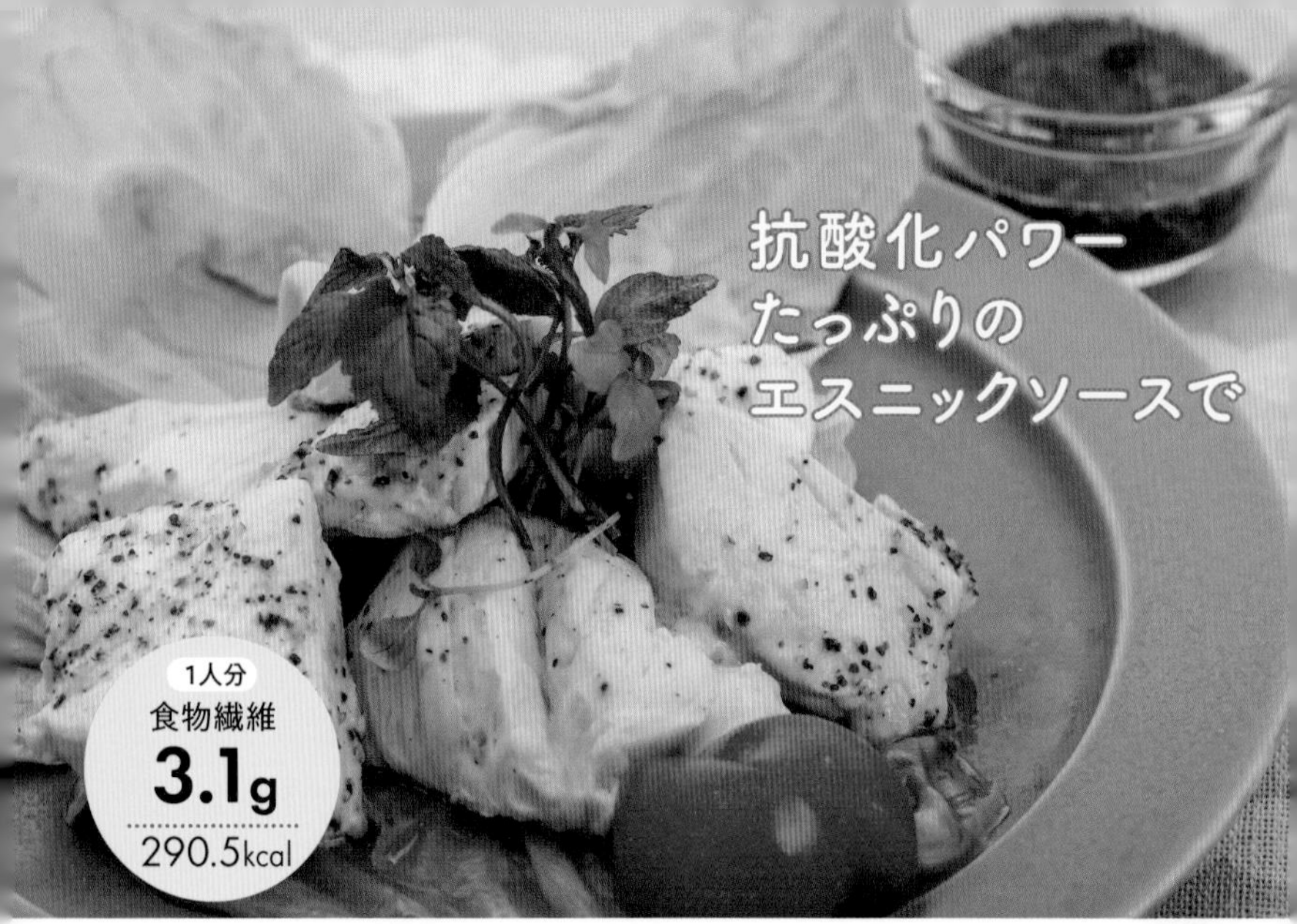
抗酸化パワー
たっぷりの
エスニックソースで
1人分
食物繊維
3.1g
290.5kcal

鶏の蒸し煮　エスニックソース添え

すり
ごま

材料（2人分）

鶏むね肉 …… 150g
塩、こしょう …… 適量
レタス …… 10枚
水 …… 100㎖
オリーブ油 …… 大さじ1
マイクロハーブ …… 適量
ミニトマト …… 適量

《ごまエスニックソース》
すりごま …… 大さじ3
パクチー（コリアンダー） …… 1株
減塩しょうゆ …… 大さじ3
ごま油 …… 小さじ1
きび砂糖 …… 小さじ1

ポイント

**オイル蒸しにすれば
鶏むね肉も驚くほどしっとり!**

鶏むね肉は、ヘルシーな抗糖化調理法「オイル蒸し」でしっとり軟らかくなります。ソースは抗酸化力の高いパクチーをたっぷり使って。

作り方

1 鶏肉はひと口大に切り、塩、こしょうをふる。
2 パクチーを粗みじん切りにする。ソースの材料をすべてボウルに入れ、混ぜ合わせる。
3 フライパンにレタス4枚をちぎって敷き、その上に鶏肉を並べる。水、オリーブ油を回し入れ、蓋をして弱めの中火で12分ほど加熱し、オイル蒸しに。
4 器に残りのレタスを敷き、鶏肉を盛りつけ、マイクロハーブをのせ、半分に切ったミニトマトを添える。ごまエスニックソースをかけていただく。

副菜

メインに添える副菜で、
さらに抗酸化力がプラス!
風味豊かでバランスのいい、
「もう一品」のレシピです。

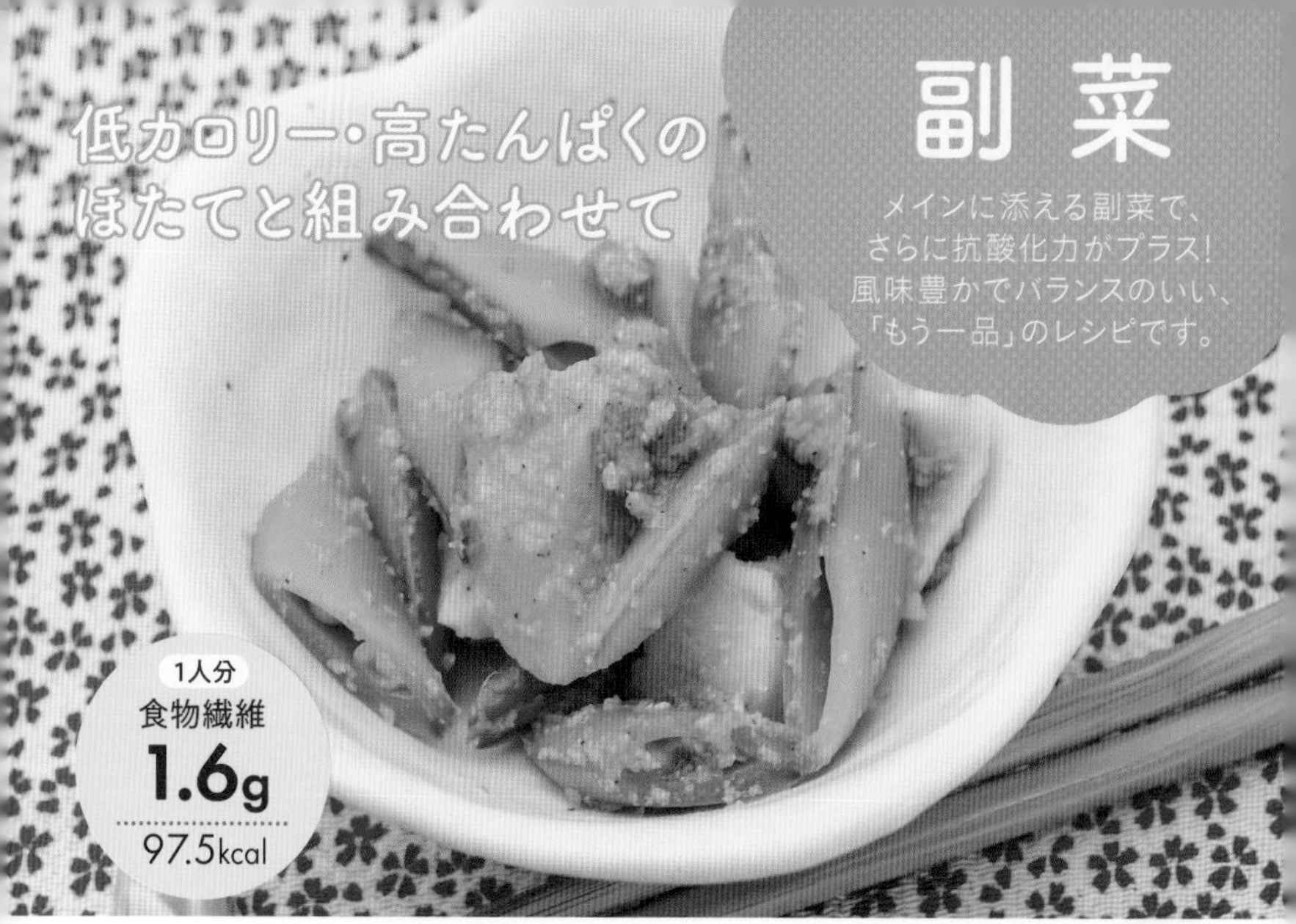

低カロリー・高たんぱくの
ほたてと組み合わせて

1人分
食物繊維
1.6g
97.5kcal

たんぱくいっぱい! ほたてのアーモンドごまあえ

アーモンドごま

材料（2人分）

アーモンドごまふりかけ …… 大さじ1
※アーモンドパウダーを加熱したものを
　使用してください（29ページ参照）
ほたて …… 4～5個
スナップえんどう …… 10本
塩 …… ひとつまみ
減塩しょうゆ …… 大さじ1
きび砂糖 …… 小さじ1

ポイント

**アーモンドごまの甘みが
味のポイントに**

ほたては低カロリーで亜鉛、鉄、タウリンが豊富な優れたたんぱく源。ほんのりとした甘みが、アーモンドごまの自然の甘みと好相性です。

作り方

1 ほたてはひと口大に切る（4分の1程度）。スナップえんどうは筋をとる。
2 鍋に湯を沸かし、塩とスナップえんどうを入れ、30秒ほどゆでる。鍋の湯はそのままで、スナップえんどうを取り出して冷水にとる。水けをきり、斜めひと口大に切る。
3 **2**の鍋にほたてを入れ、15秒ほどさっとゆでる。
4 ボウルに**アーモンドごまふりかけ**、しょうゆ、砂糖を入れて混ぜ合わせ、スナップえんどうとほたてを入れてあえる。

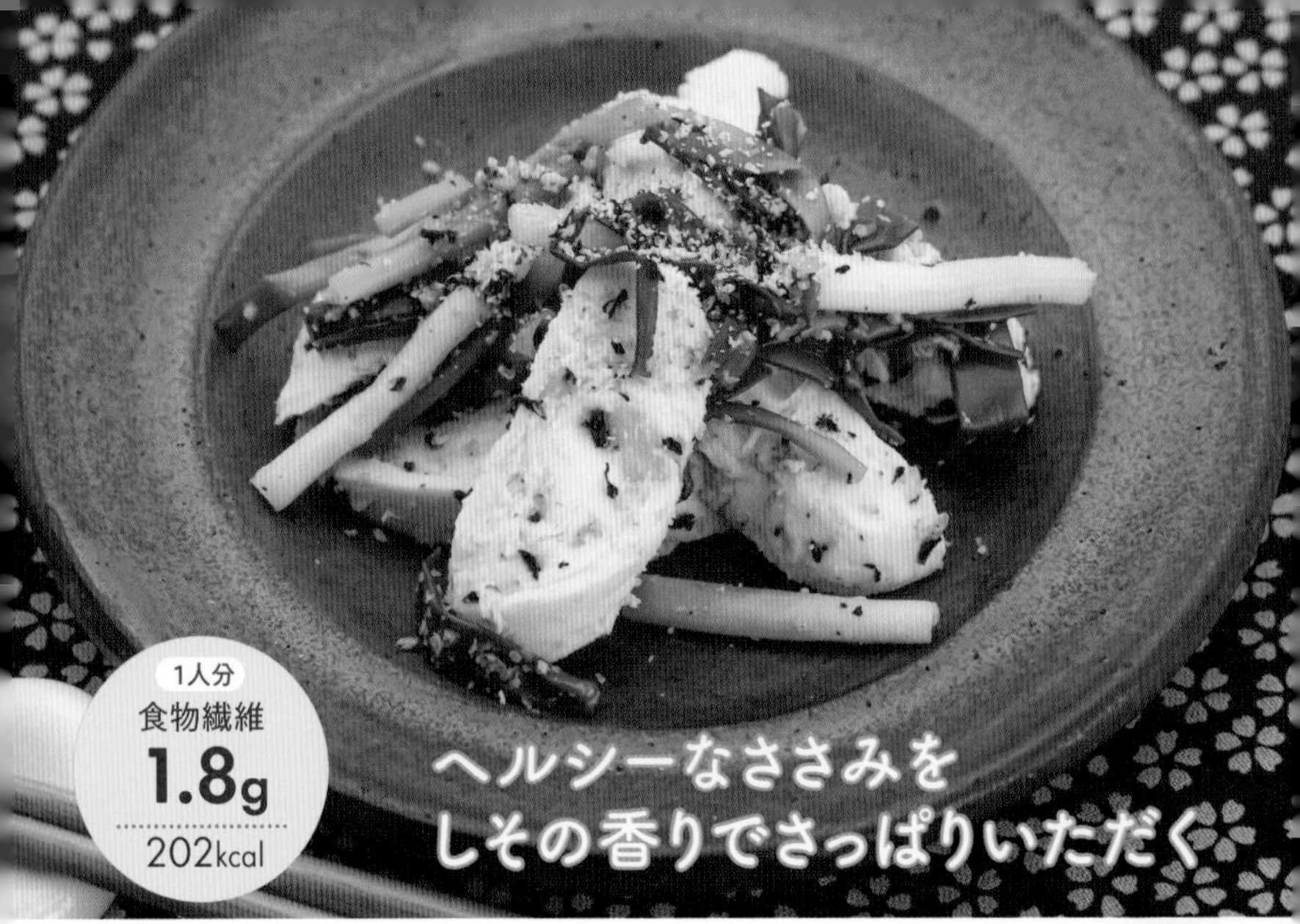
1人分
食物繊維
1.8g
202kcal
ヘルシーなささみを
しその香りでさっぱりいただく

鶏ささみとわけぎのしそごまあえ

しそ ごま

材料（2人分）

しそごまふりかけ …… 大さじ2
鶏ささみ肉 …… 150g
わけぎ（小ねぎでも可）…… 1束
日本酒 …… 大さじ1
塩 …… ふたつまみ
亜麻仁油 …… 小さじ2

作り方

1 ささみは筋をとる。わけぎは5㎝長さに切る。
2 深めのフライパンに8分目まで水を入れて沸かし、日本酒と塩、ささみを入れる。再び沸騰して、少ししたら火を止めてわけぎを入れ、蓋をして10分おく。
3 フライパンからわけぎだけ取り出し、水けをきっておく。
4 フライパンで粗熱がとれるまでさましたささみを取り出し、ひと口大に切る。
5 ささみとわけぎに**しそごまふりかけ**を加えてあえ、亜麻仁油を入れて混ぜ合わせる。

ポイント

わけぎ＋しそごまで
抗酸化力がさらにアップ！

パサついてしまうことも多い鶏ささみですが、しっとりと仕上がります。わけぎはビタミンやミネラルを含み、強い抗酸化力があります。

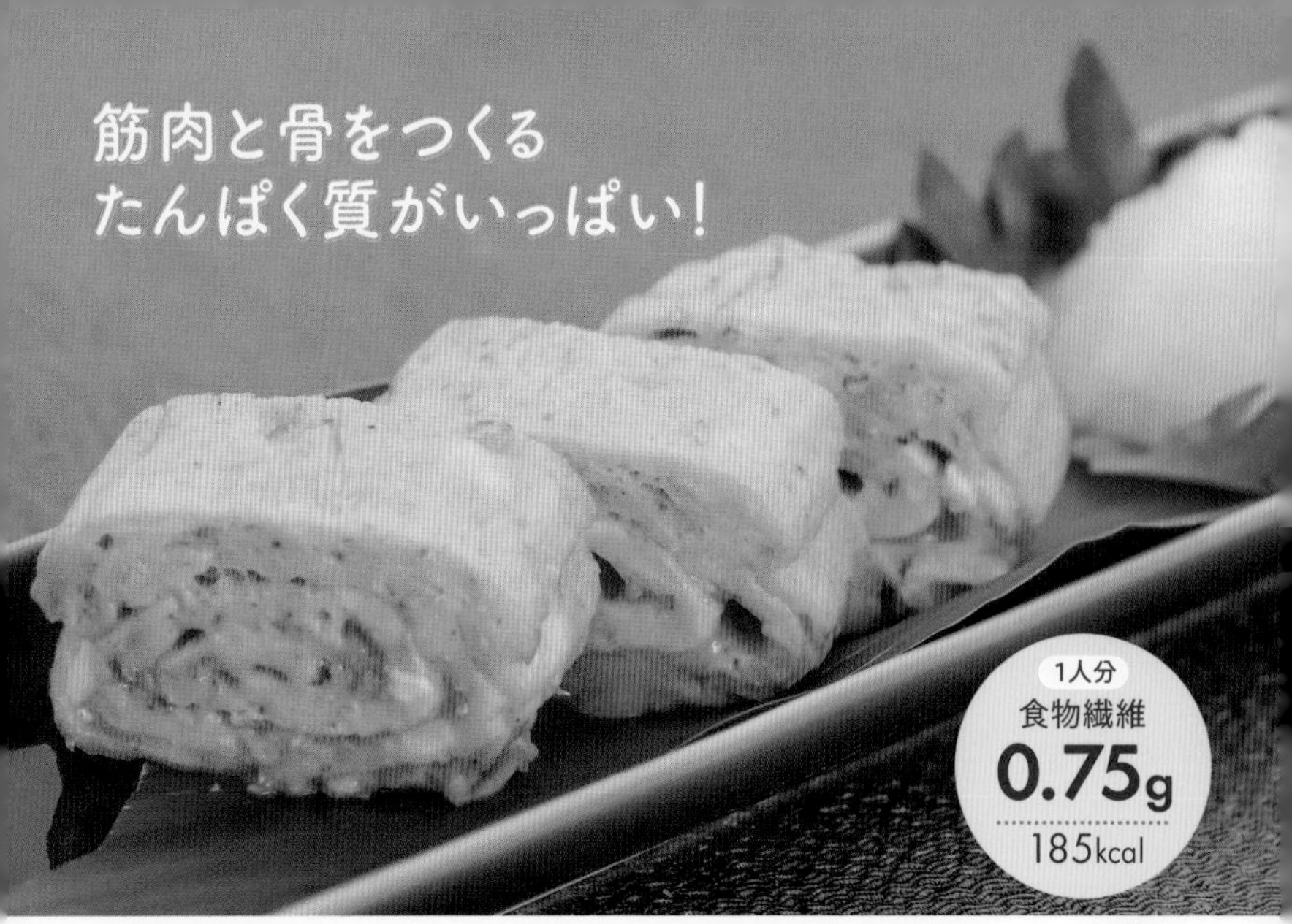
筋肉と骨をつくる
たんぱく質がいっぱい!
1人分
食物繊維
0.75g
185kcal

強い体をつくるえびごま卵焼き

えび
ごま

材料（2人分）

えびごまふりかけ …… 大さじ1
卵 …… 3個
白だし（希釈したもの）
　…… 大さじ1（※）
オリーブ油 …… 適量
大根（おろす）…… 3cm長さ分
※各メーカーが推奨する
　白だしの分量より薄めに。

ポイント

**いつもの卵焼きも
ひと工夫で栄養アップ!**

普段の卵焼きにえびごまを混ぜるだけで、たんぱく質も増え、うまみ・風味が各段にアップ！お弁当にもおすすめです。

作り方

1 ボウルに卵を割りほぐし、白だしと**えびごまふりかけ**を入れてよく混ぜる。
2 卵焼き用のフライパンにオリーブ油を入れて中火で熱し、キッチンペーパーで余分な油を拭きつつなじませ、1の3分の1～4分の1の量を流し入れ、焼く。表面が半熟状になったら、奥から手前に卵を折り畳み、全体を奥へ移動させる。
3 空いたスペースにオリーブ油をなじませ、卵液を流し込み（奥に寄せた卵焼きの下にも流す）、2の作業を繰り返しながら焼いていく。焼き終わったら熱いうちに、ラップをした巻きすで巻いて形を整えておく。
4 粗熱がとれたら巻きすから外し、切って器に盛りつけ、大根おろしを添える。

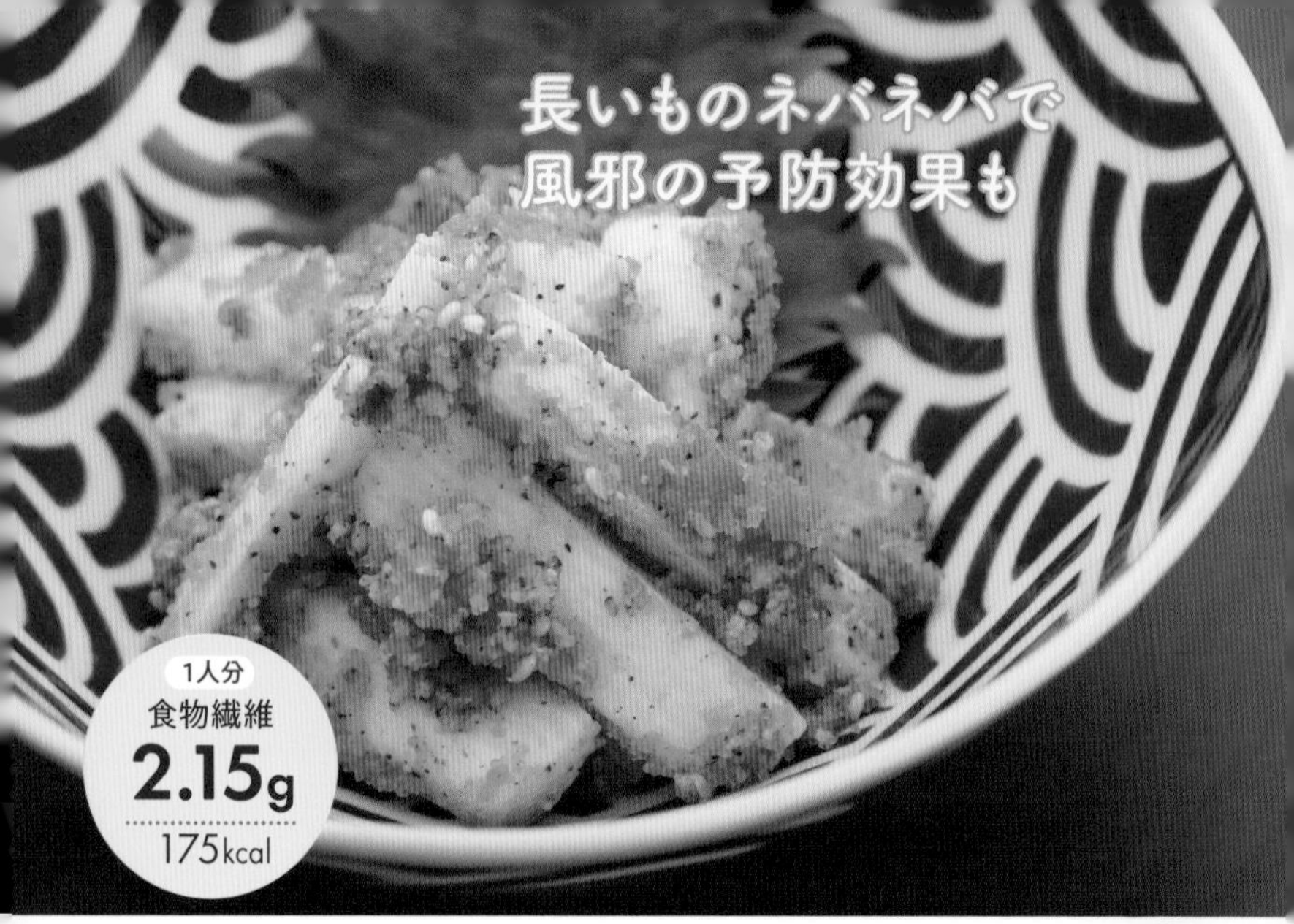
長いものネバネバで
風邪の予防効果も
1人分
食物繊維
2.15g
175kcal

長いもと明太子の腸活ごまあえ

かつおぶしごま

材料（2人分）

かつおぶしごまふりかけ …… 大さじ2
明太子 …… 1腹
長いも …… 10cm

作り方

1 明太子は薄皮をとる。
2 長いもは皮をむき、拍子木切りにする。
3 ボウルに明太子と長いもを入れ、**かつおぶしごまふりかけ**を加えて混ぜ合わせる。

ポイント

**腸内環境も整う、
風味の効いた絶品あえもの**

長いもには食物繊維だけでなく消化酵素であるジアスターゼも含まれています。ビタミンB群豊富な明太子と合わせたバランスよい一品。

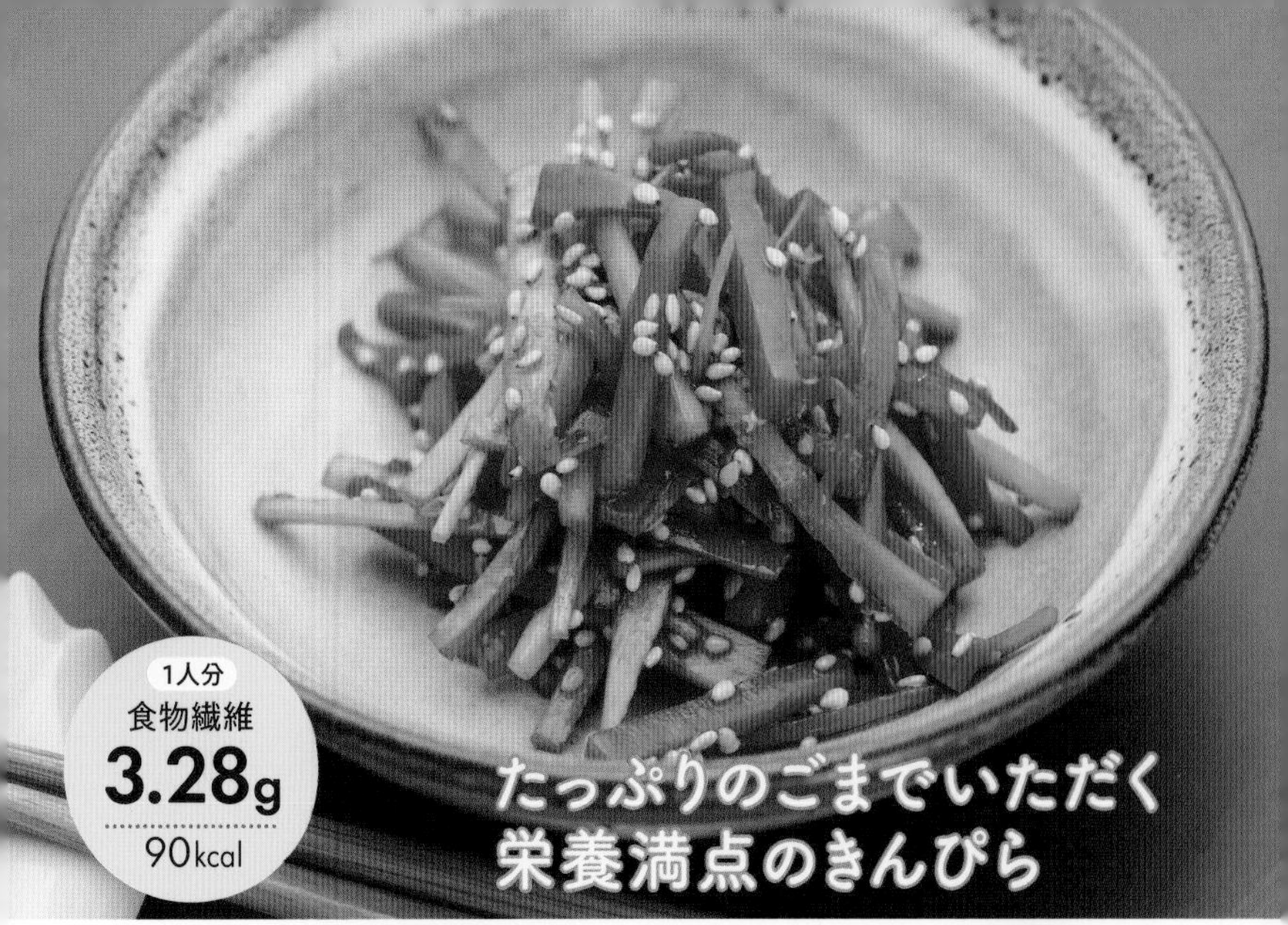

1人分
食物繊維
3.28g
90kcal

たっぷりのごまでいただく栄養満点のきんぴら

ごまリッチなきんぴらごぼう

かつおぶしごま

材料（4人分）

かつおぶしごまふりかけ …… 大さじ2
いりごま …… 適量
ごぼう …… 1本
にんじん …… 1/2本
ごま油 …… 大さじ1
減塩しょうゆ …… 大さじ2
日本酒 …… 大さじ1
きび砂糖 …… 小さじ1
みりん …… 大さじ1

ポイント

ごま+ごぼうで、食物繊維と抗酸化力のダブルの効果!

ごぼうは食物繊維に加えて抗酸化物質クロロゲン酸もある優れもの食材。ごまと合わせれば栄養価はさらにアップ！

作り方

1 ごぼうはたわしでこすって洗い、泥をよく落とし、細めの拍子木切りにする（水にはさらさない）。にんじんは、ごぼうと同じ細めの拍子木切りにする。
2 フライパンにごま油を入れて中火で熱し、ごぼうとにんじんを入れて炒める。
3 2にしょうゆ、日本酒、砂糖、みりん、**かつおぶしごまふりかけ**を入れて、汁けがなくなるまで弱めの中火で炒める。
4 器に盛り、**いりごま**をふる。

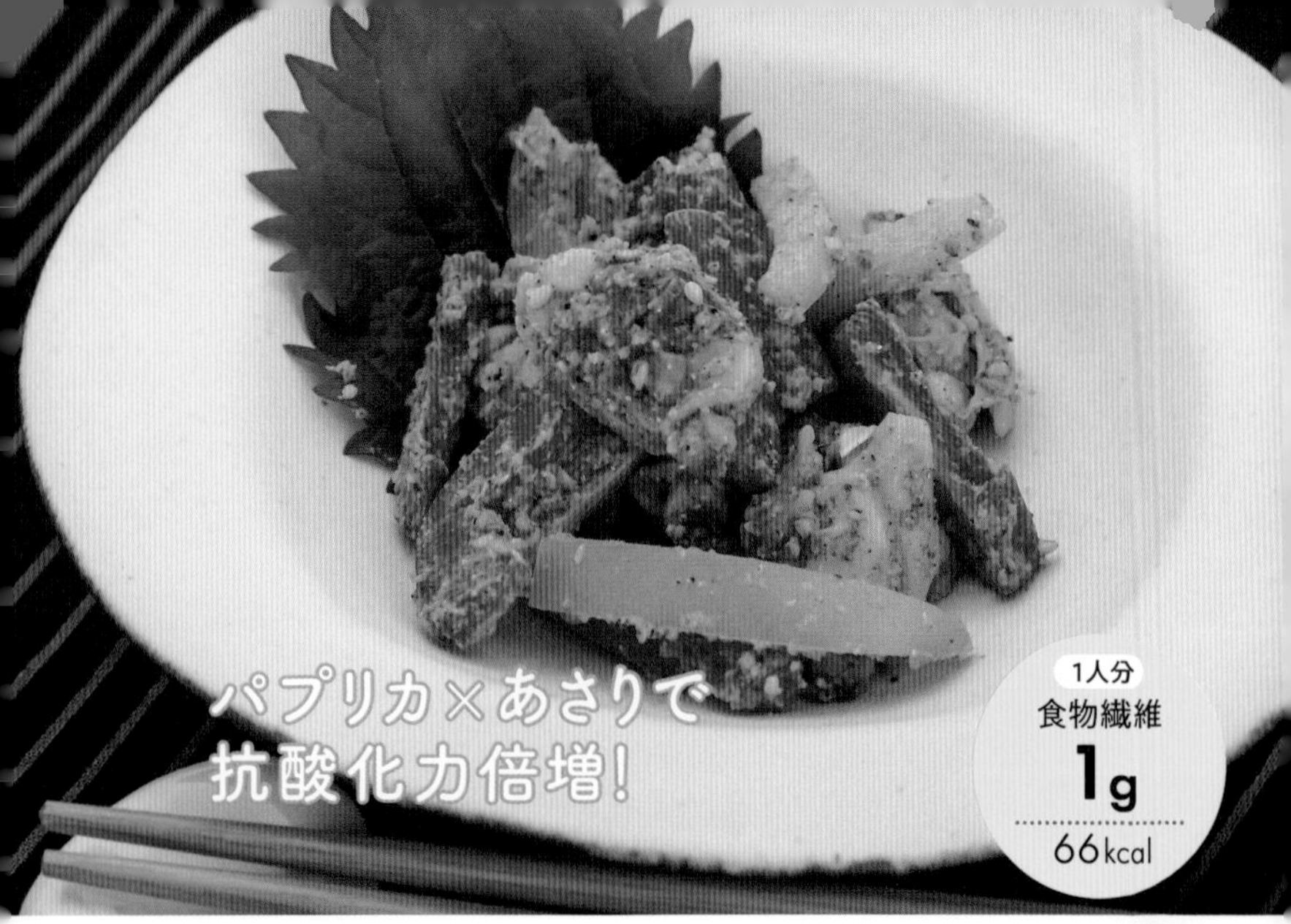
パプリカ×あさりで
抗酸化力倍増!
1人分
食物繊維
1g
66kcal

貧血を遠ざけるあさりのごまあえ

かつおぶし
ごま

材料（2人分）

かつおぶしごまふりかけ……**大さじ2**
パプリカ（赤、黄）……各1/2個
日本酒……大さじ1
あさり（むき身）……12個

作り方

1 パプリカは1㎝幅の細切りにする。
2 鍋に湯を沸かし、日本酒を入れ、あさりをゆでる（加熱されたあさりの場合は、さっと火が通る程度で。生のむき身の場合は3分ほど加熱する）。
3 ボウルにあさりとパプリカを入れ、**かつおぶしごまふりかけ**を加えてあえる。

ポイント

あさりで貧血予防も。
低カロリーながら栄養たっぷり

ピーマンの倍以上のビタミンCを含むパプリカは、甘みもあり生で食べやすい野菜。ビタミンB_{12}と鉄を含むあさりは、貧血予防に有効。

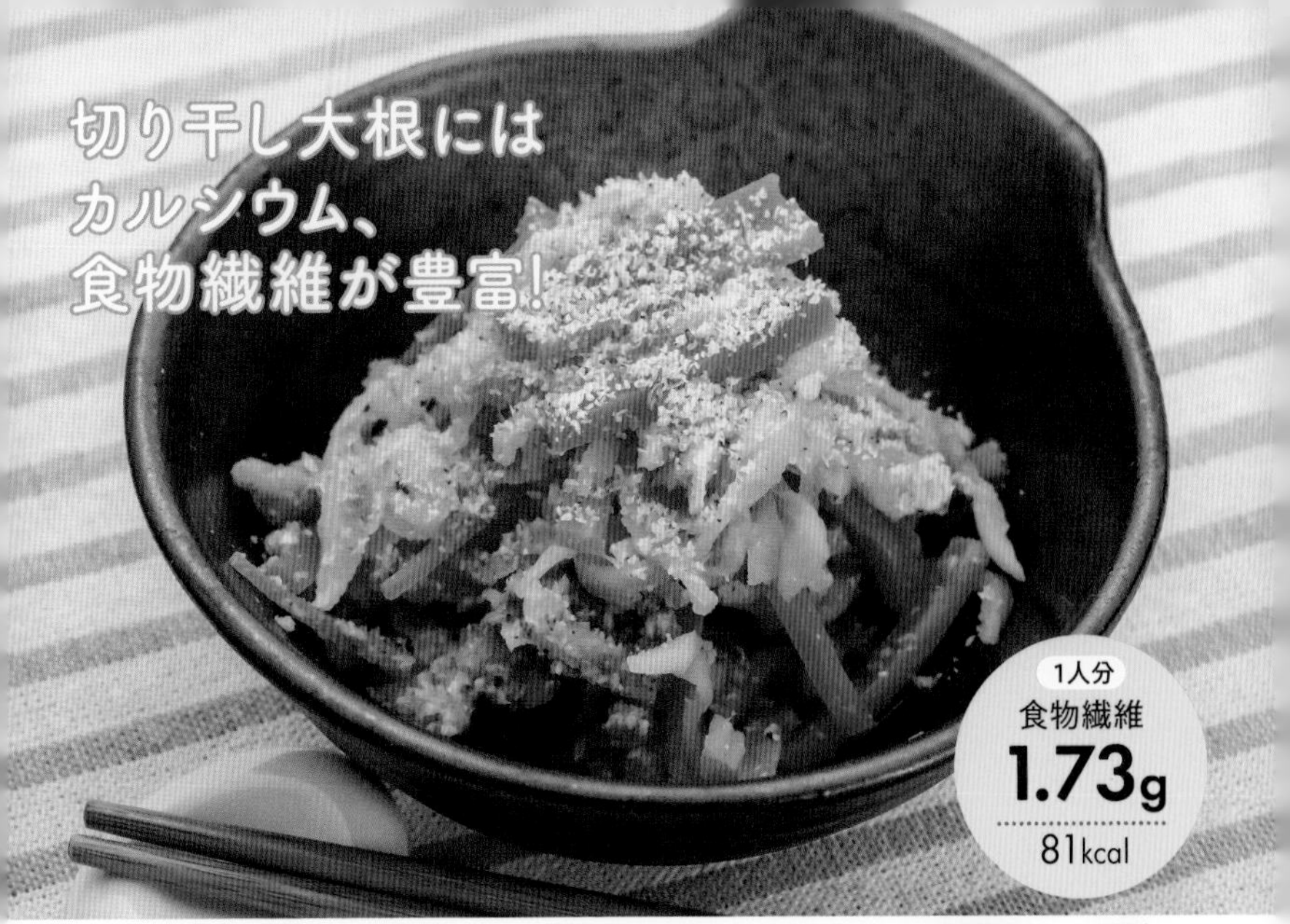
切り干し大根には
カルシウム、
食物繊維が豊富!
1人分
食物繊維
1.73g
81kcal

切り干し大根と油揚げのごま煮

かつおぶしごま　すりごま

材料（4人分）

かつおぶしごまふりかけ …… 大さじ1
すりごま …… 適量
切り干し大根 …… 30g
にんじん …… 1本
油揚げ …… 1枚
オリーブ油 …… 大さじ1
だし …… 300mℓ
減塩しょうゆ …… 大さじ2
みりん …… 小さじ2
きび砂糖 …… 小さじ2

ポイント

大豆+乾物で、栄養がぎゅっと詰まった一品

生の大根と比べて、切り干し大根はカルシウムが約20倍、食物繊維が約15倍。煮びたし風に油揚げと煮ることで、うまみもアップ。

作り方

1 切り干し大根は水で戻し、ざっくりと切る。にんじんは細めの拍子木切りに、油揚げは5㎜幅に切る。
2 鍋にオリーブ油を入れて中火で熱し、切り干し大根とにんじん、油揚げを入れて2～3分炒め、だしを入れる。
3 2の鍋にしょうゆ、みりん、砂糖、**かつおぶしごまふりかけ**を入れて煮詰める。
4 汁の量が3分の1程度になったら火を止める。器に盛り、**すりごま**をふる。

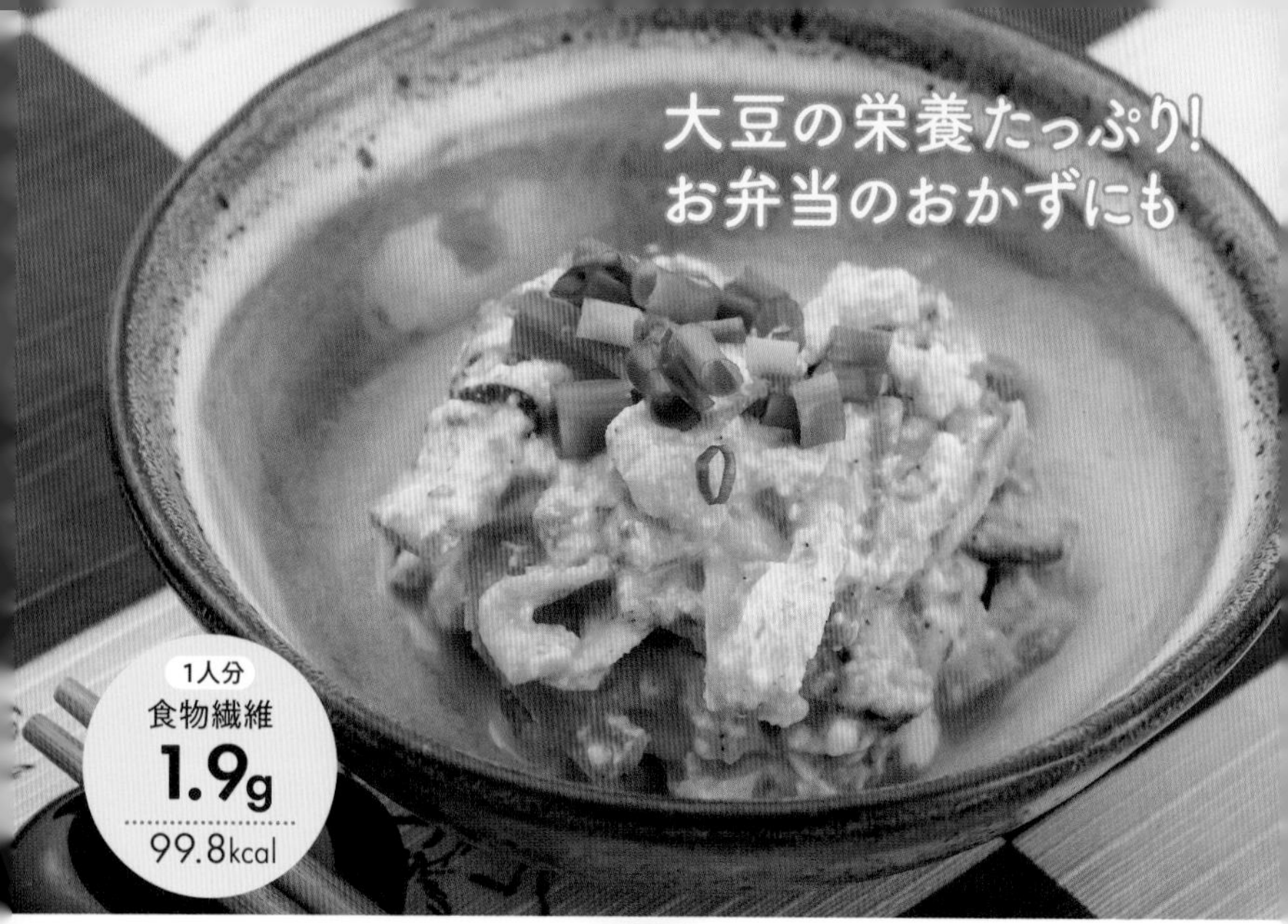
大豆の栄養たっぷり!
お弁当のおかずにも
1人分
食物繊維
1.9g
99.8kcal

みそごま白あえ

みそ
ごま

材料（4人分）

みそごまふりかけ……**大さじ2**
絹ごし豆腐……1/2丁
油揚げ……1枚
にんじん……1/2本
しいたけ……5個
白だし……大さじ1（※）
水……200㎖
きび砂糖……小さじ2
小ねぎ（小口切り）……適量

※各メーカーが推奨する
白だしの分量より薄めに。

ポイント

いつもの白あえが、みそごまふりかけでうまみもアップ!

みそごまを用いることで、ごまの味がしっかり出ます。みそでうまみも増し、栄養価もさらにアップ！

作り方

1 豆腐はキッチンペーパーで四重ほどに包み、小皿などで重しをして、15分程度水切りする。
2 油揚げ、にんじんは5㎜幅に切る。しいたけは軸を取り、同じく5㎜幅に切る。
3 小鍋に白だしと水を入れて沸かし、油揚げ、にんじん、しいたけを入れて中弱火で10分ほど煮る。
4 ボウルに水切りしてつぶした豆腐と**みそごまふりかけ**、きび砂糖を入れて混ぜ、3の油揚げと野菜を入れてあえる（お弁当などに入れる場合は、煮汁をしっかりきる）。
5 器に盛り、小ねぎを散らす。

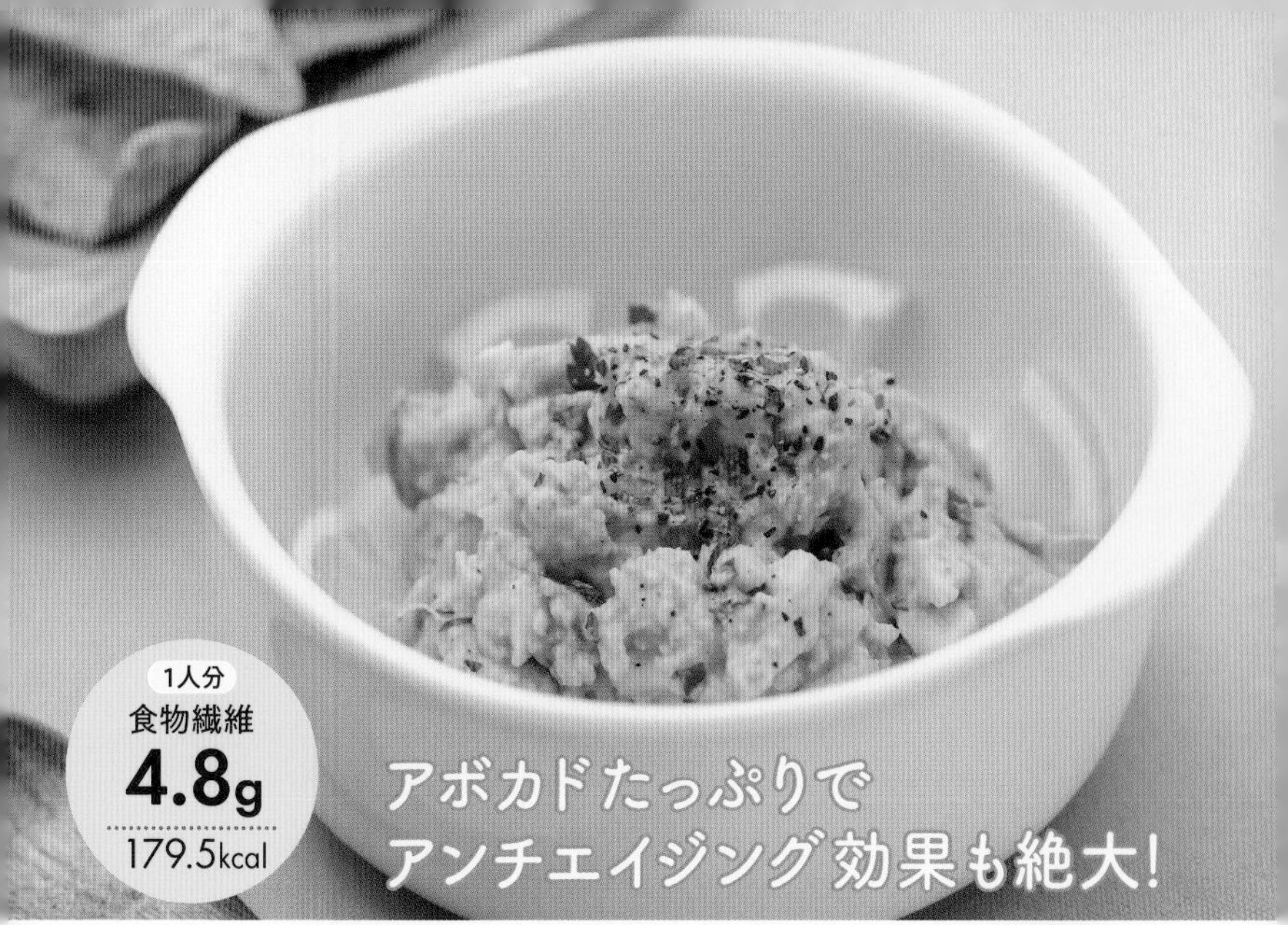
1人分
食物繊維
4.8g
179.5kcal
アボカドたっぷりで
アンチエイジング効果も絶大!

コレステロール撃退ワカモレ

すりごま

材料（2人分）

すりごま …… 大さじ1
アボカド …… 1個
玉ねぎ …… 1/4個
レモン …… 1/4個
ピンクペッパー（実） …… 適量
亜麻仁油 …… 小さじ1
レモン汁 …… 小さじ2
塩 …… 少々
タバスコ …… 小さじ1/4
黒こしょう …… 適量
レモン …… 適量

ポイント

ミネラル豊富なアボカドをすりごまであえて

メキシコ料理の定番、ワカモレ。アボカドは炎症を抑え悪玉コレステロールを下げる不飽和脂肪酸が豊富なうえ、ミネラルもたっぷり。

作り方

1 アボカドは皮をむき、種を取り除いてひと口大に切る。玉ねぎはみじん切りにする。レモンは小さめのいちょう切りにする。ピンクペッパーはつぶしておく。
2 ボウルにアボカドを入れてフォークでつぶし、みじん切りにした玉ねぎ、亜麻仁油とレモン汁を入れて混ぜる。
3 **すりごま**、塩、タバスコを加えてよく混ぜ合わせる。
4 器に盛りつけ、つぶしたピンクペッパーと黒こしょうをふり、レモンを添える。

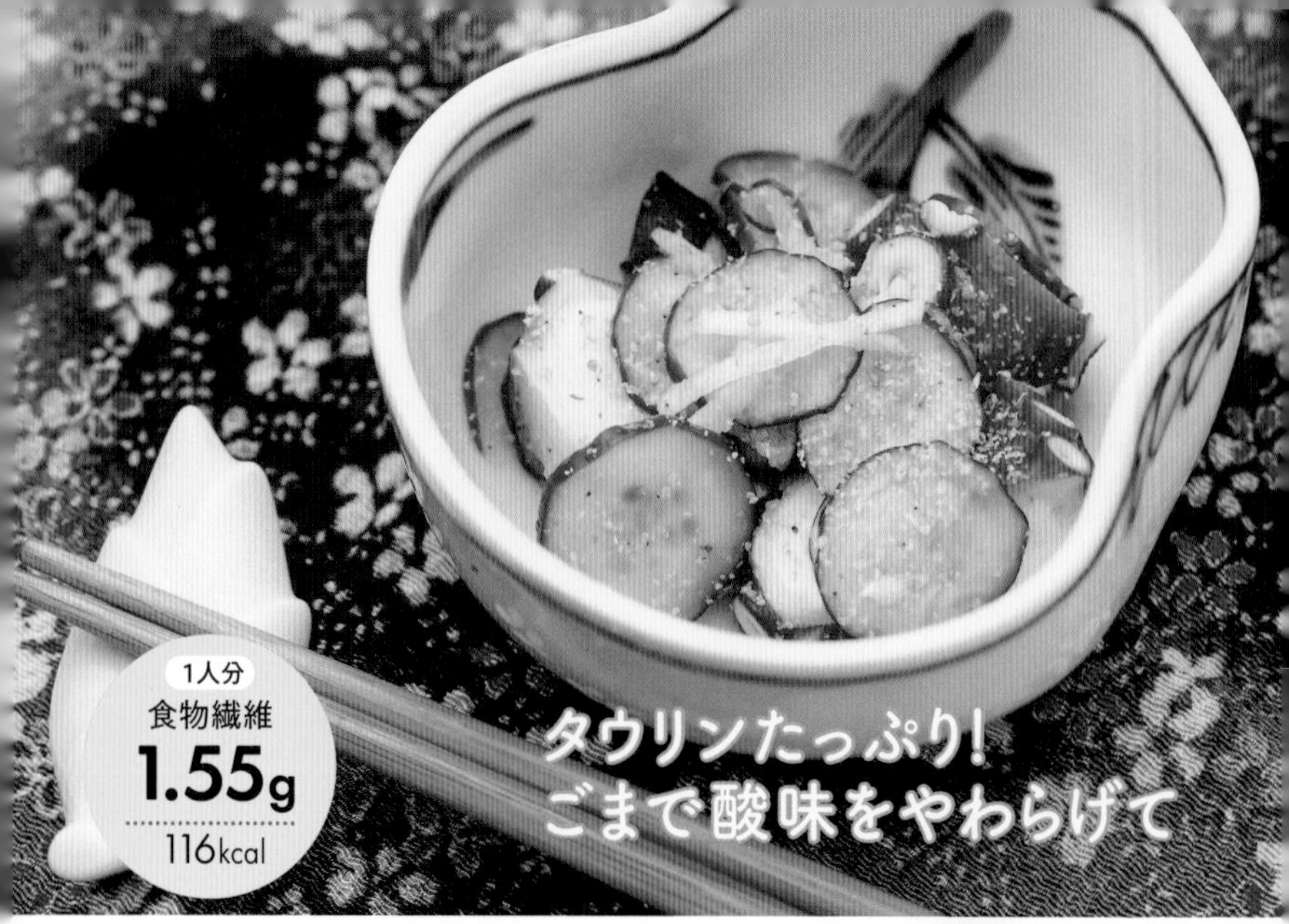

1人分
食物繊維
1.55g
116kcal

タウリンたっぷり！
ごまで酸味をやわらげて

たこの砂糖控えめ酢の物

すりごま

材料（2人分）

すりごま …… 大さじ2
たこ（ゆでたもの）…… 100g
きゅうり …… 1本
塩 …… 少々
米酢 …… 大さじ1と1/2
きび砂糖 …… 小さじ1

作り方

1 たこは薄めのそぎ切りにする。きゅうりは薄めの輪切りにして、塩をふってしばらくおき、しんなりしたら水けを絞る。
2 酢と砂糖を混ぜ合わせる。
3 ボウルにたことときゅうりを入れて2を加え、**すりごま**も入れて混ぜ合わせ、3分ほどおいたらできあがり。

ポイント

ごまのまろやかな風味で
砂糖控えめでもおいしい

いつものたこの酢の物にごまをプラスすることで栄養価もアップ。全体的に味がまろやかになることで、砂糖の量も減らせます。

おうちでも簡単に作れる!
風味豊かな自家製ごま豆腐

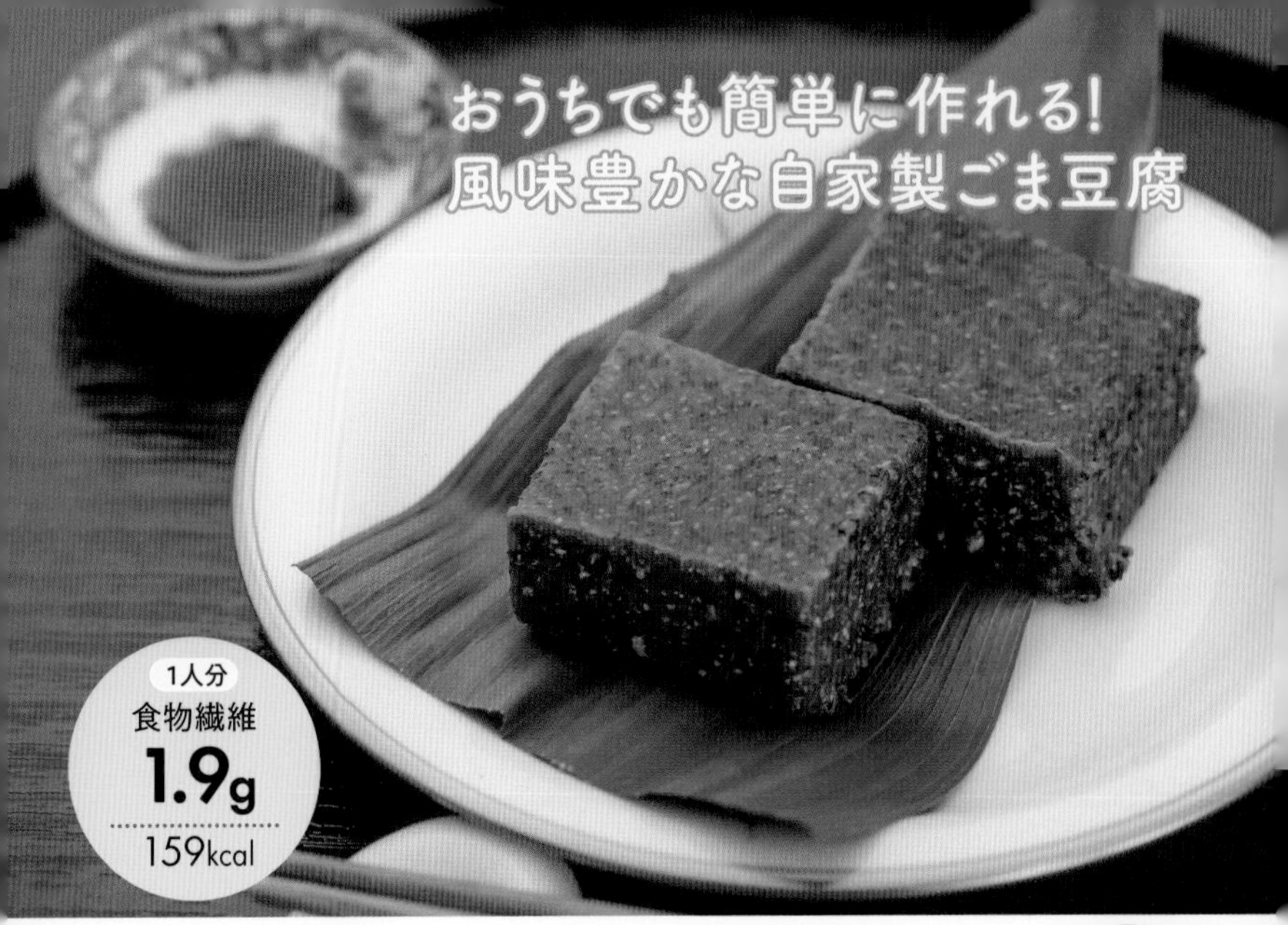

1人分
食物繊維
1.9g
159kcal

ポリフェノールたっぷり・ごま豆腐

すりごま

材料（4人分）

すりごま（黒）…… **50g**
（ねりごまを使う場合は50g。ごま油は不要）
塩 …… 少々
ごま油 …… 大さじ1
本くず粉 …… 50g
水 …… 400㎖
わさび …… 適量
しょうゆ …… 適量

作り方

1 すり鉢に**すりごま**と塩、ごま油を入れ、すりこぎでよく混ぜ合わせる。
2 鍋に1とくず粉、水を入れて弱火で熱する。しゃもじで粘りが出るまで混ぜ続ける。
3 15分ほど加熱しながら混ぜ続け、全体がまとまるほどに固まってきたら火を止める。
4 水で濡らしたバットに3を流し入れ、粗熱がとれたら冷蔵庫で2時間ほど冷やす。
5 わさびじょうゆでいただく。

ポイント

禅寺直伝の一品。
ごまがたっぷりとれる!

精進料理の一品で、禅寺の修行僧のたんぱく源だったごま豆腐。黒ごまに含まれるポリフェノールには、強い抗酸化作用があります。

汁もの・ドリンク

朝晩に取り入れやすい
汁もの・ドリンクで、
毎日の抗酸化生活を
続けましょう。

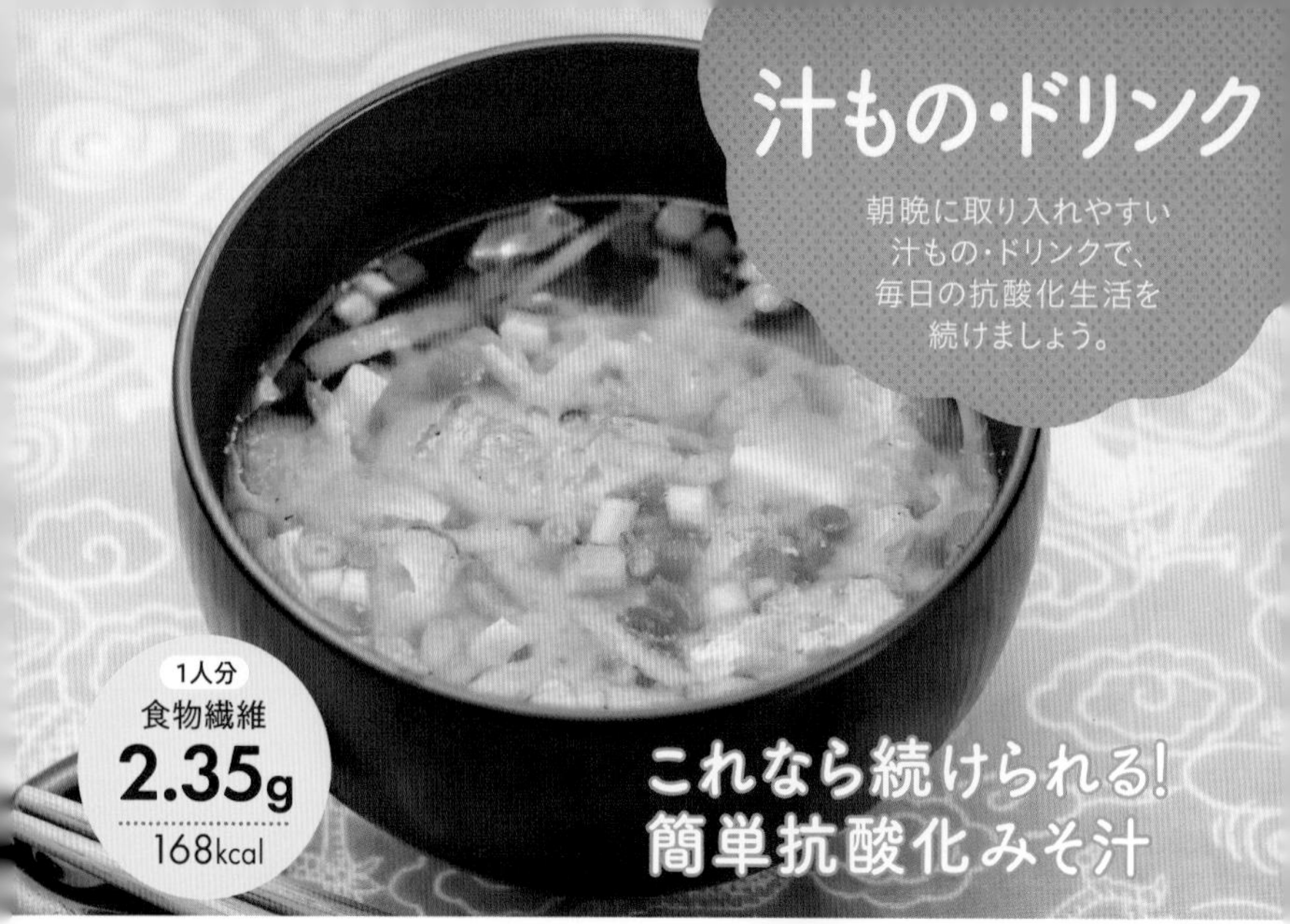

1人分
食物繊維
2.35g
168kcal

これなら続けられる!
簡単抗酸化みそ汁

毎日健康ごまみそ汁

かつおぶしごま

材料(作りやすい分量)

かつおぶしごまふりかけ …… 大さじ2
好みの野菜(大根、玉ねぎ、じゃがいもなど)
…… 適量
油揚げ …… 1枚
だし …… 600㎖
みそ …… 大さじ2
小ねぎ(小口切り)…… 適量

作り方

1 野菜と油揚げは食べやすい大きさに切る。
2 鍋に野菜と油揚げ、だしを入れて加熱する。
3 野菜に火が通ったら、**かつおぶしごまふりかけ**を入れ、みそを溶かし入れる。
4 器に入れ、小ねぎを散らす。

ポイント

いつものみそ汁にかつおぶしごまふりかけを混ぜるだけ

いつものみそ汁にかつおぶしごまふりかけを使うことで、たんぱく質、食物繊維量がアップ。ごまでむせやすいので、食べるときは少し気をつけて。

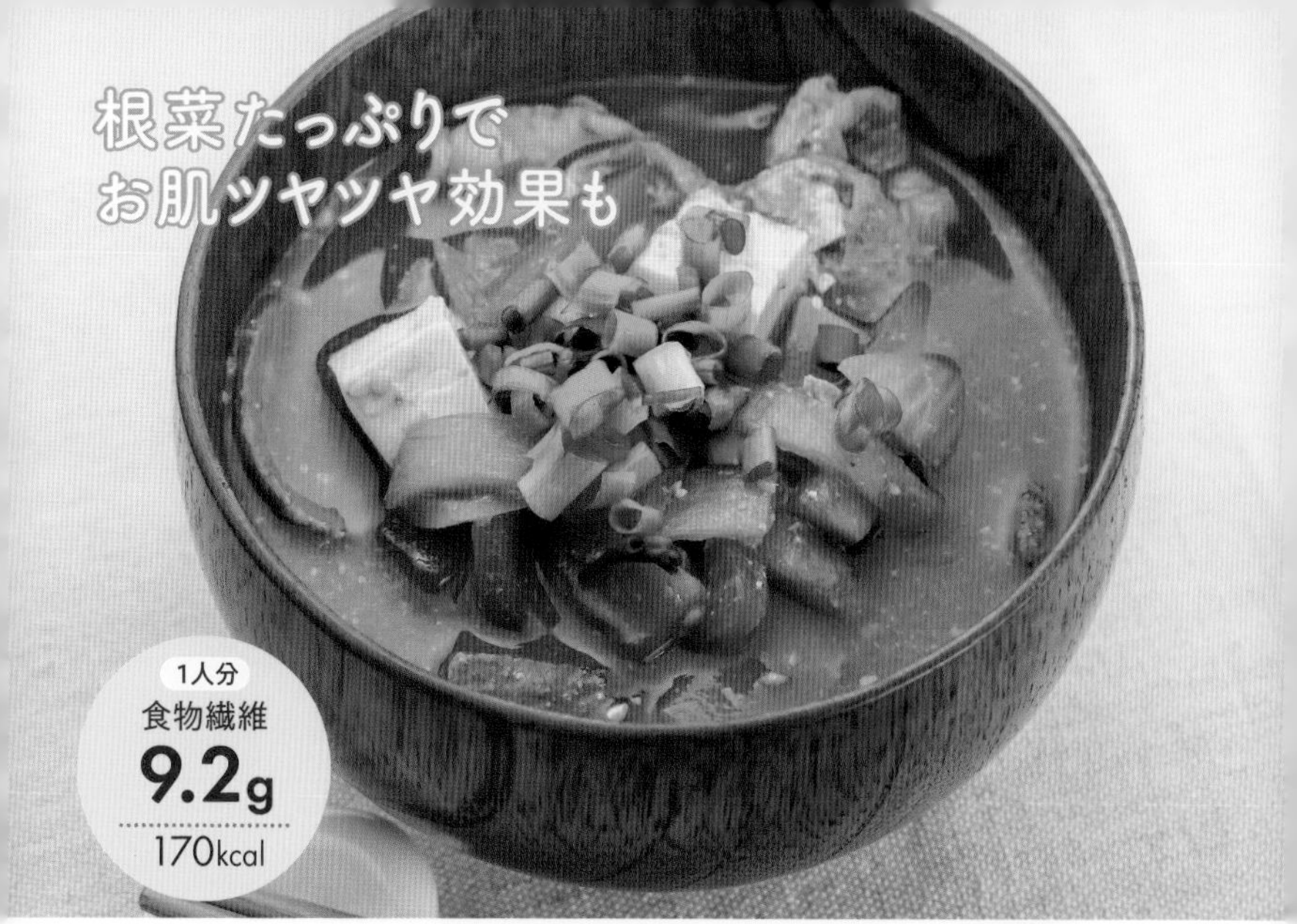

根菜たっぷりで
お肌ツヤツヤ効果も
1人分
食物繊維
9.2g
170kcal

根菜たっぷり美肌ごま豚汁

すりごま

材料（作りやすい分量）

- **すりごま …… 大さじ2**
- 豚肩ロース薄切り肉 …… 100g
- 油揚げ …… 1枚
- こんにゃく …… 1/3枚
- 豆腐 …… 1/3丁
- ごぼう …… 1本
- にんじん …… 1/2本
- 玉ねぎ …… 1/2個
- 大根 …… 1/5本
- オリーブ油 …… 大さじ1/2
- だし …… 600mℓ
- みそ …… 大さじ2
- 七味とうがらし …… 少々
- 小ねぎ（小口切り） …… 適量

作り方

1. 豚肉と油揚げ、こんにゃく、豆腐、および小ねぎ以外の野菜はすべて食べやすい大きさにそろえて切る。
2. 鍋にオリーブ油を入れて中火で熱し、豚肉を炒める。肉に色がついたら、野菜と油揚げ、こんにゃくを入れて炒める。
3. だしと**すりごま**を入れて、沸騰させた後に弱火～中火で10分ほど煮たら、みそを溶き入れ、豆腐を加える。
4. 器に入れ、七味をふり、小ねぎを散らす。

ポイント

食物繊維とイソフラボンで抜群の美肌効果

根菜とごまの食物繊維で腸内環境が整い、大豆イソフラボンの作用でさらなる美肌効果も期待できる、ヘルシーな豚汁です。

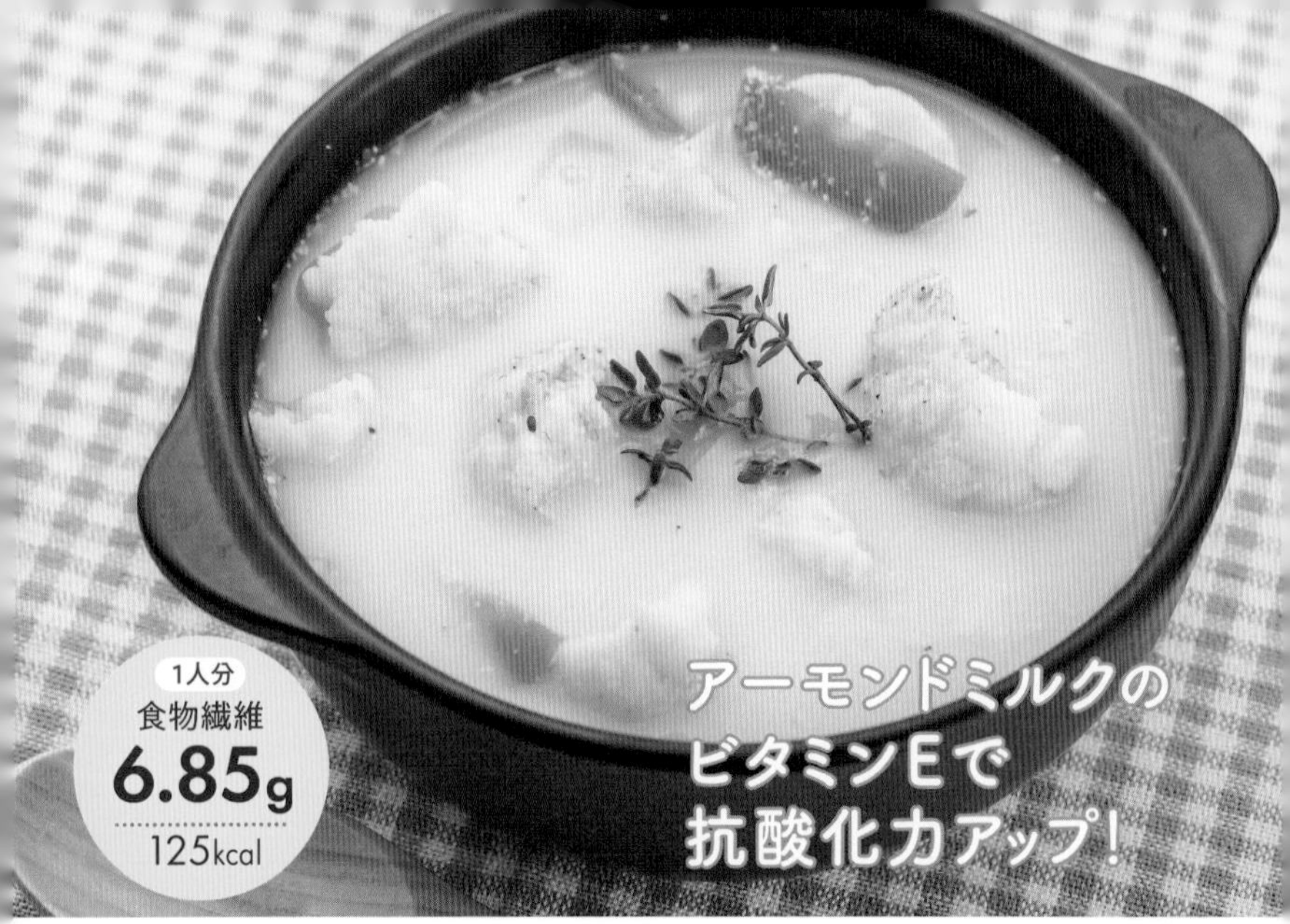

1人分
食物繊維
6.85g
125kcal

アーモンドミルクのビタミンEで抗酸化力アップ!

ダブルアーモンドの若返りスープ

アーモンド ごま

材料（作りやすい分量）

アーモンドごまふりかけ
…… **大さじ2**
玉ねぎ …… 1/2個
にんじん …… 1/2個
カリフラワー …… 1/4個
水 …… 200mℓ
アーモンドミルク …… 400mℓ
野菜コンソメ（固形）…… 2個
塩、こしょう …… 適量
フレッシュオレガノ …… 適量

作り方

1 野菜はすべて食べやすい大きさに切る。
2 鍋に水とアーモンドミルク、野菜コンソメ、1の野菜、**アーモンドごまふりかけ**を入れて15分ほど煮る。
3 塩、こしょうで味を調え、お好みでフレッシュオレガノをのせる。

ポイント

アーモンドのダブル効果。カリフラワーで抗老化作用も

アーモンドミルクをベースにしたビタミンEたっぷりのスープ。ビタミンCが豊富なカリフラワーは、アンチエイジング野菜の代表株です。

朝食におすすめの洋風抗酸化スープ

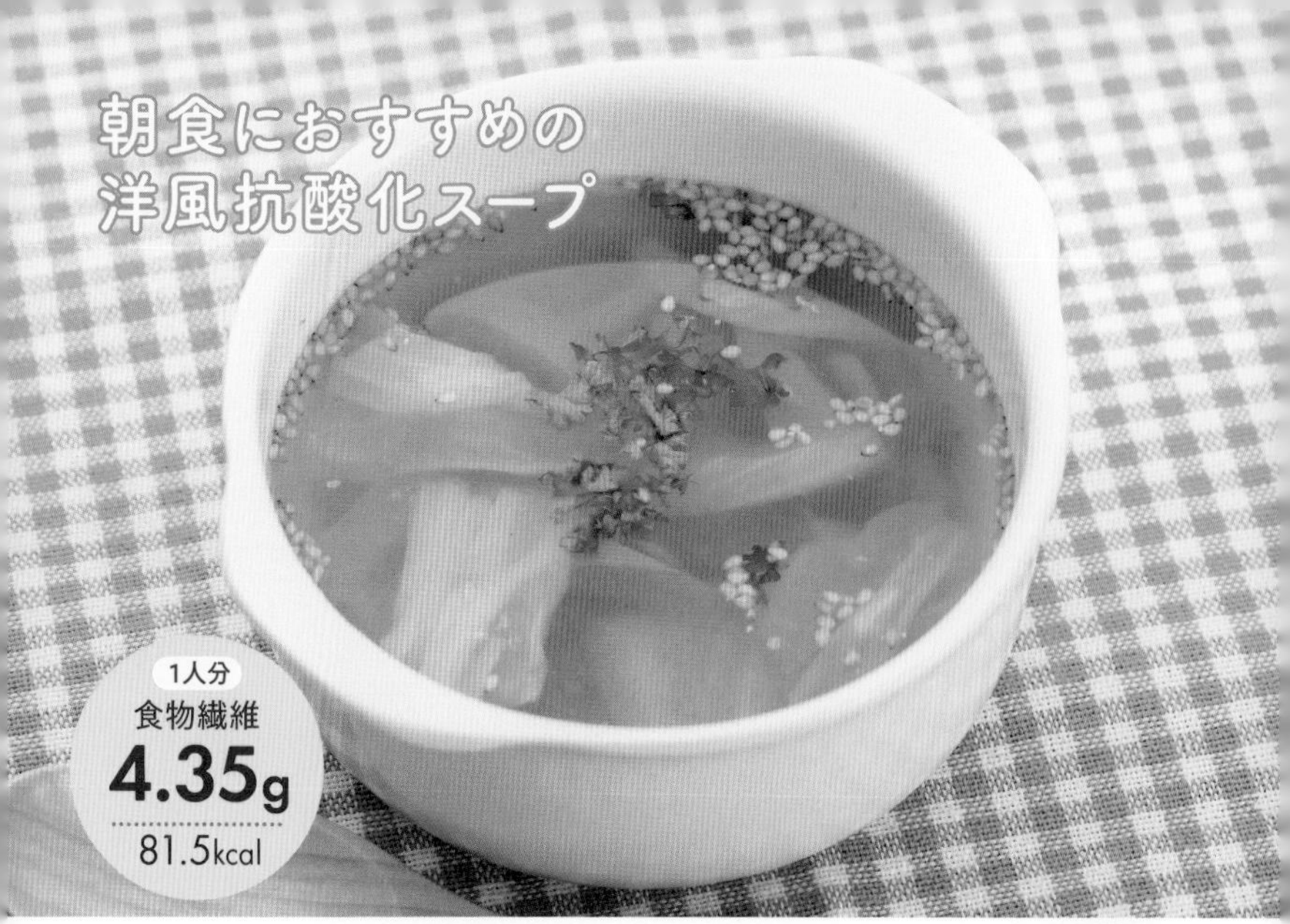

1人分
食物繊維
4.35g
81.5kcal

コンソメのデトックスごまスープ

すりごま

材料（作りやすい分量）

すりごま …… 大さじ1
いりごま …… 適量
キャベツ …… 2枚
玉ねぎ …… 1/2個
にんじん …… 1/2本
パセリ …… 適量
水 …… 600mℓ
野菜コンソメ（固形）…… 2個

作り方

1 キャベツ、玉ねぎ、にんじんはひと口大にそろえて切る。パセリはみじん切りにする。
2 鍋に水と野菜コンソメ、1のパセリ以外の野菜を入れて、**すりごま**を加えて10分ほど煮る。
3 器に入れ、パセリと**いりごま**をふる。

ポイント

キャベツ＋玉ねぎで、デトックス効果もあり

玉ねぎに含まれるケルセチンは、脂質の代謝を改善する効果あり。キャベツとともにとることで、腸内環境も整います。

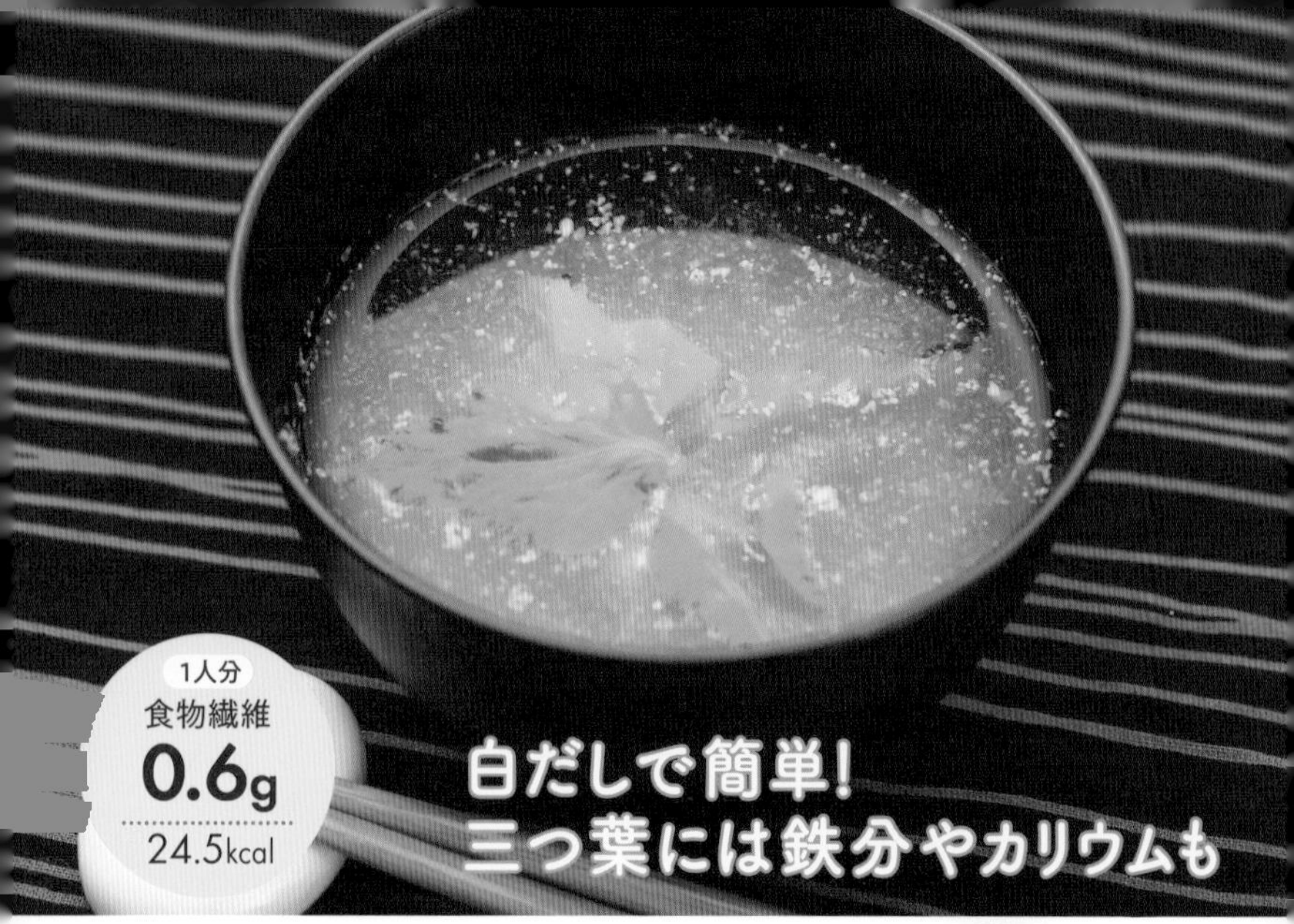

1人分
食物繊維
0.6g
24.5kcal

白だしで簡単！
三つ葉には鉄分やカリウムも

心が落ち着くごますまし汁

すりごま

材料（作りやすい分量）

すりごま …… 大さじ1
三つ葉 …… 4本
白だし …… 大さじ1（※）
水 …… 600mℓ
※各メーカーが推奨する
白だしの分量より薄めに。

作り方

1 三つ葉は結び三つ葉（※）にする。
2 鍋に白だしを入れて、加熱する。
3 **すりごま**を加え、三つ葉をのせる。

※結び三つ葉の作り方
1 三つ葉を2本そろえる。
2 2本一緒にまとめて輪を作り、輪の中に軸の先を入れる。
3 結び目をゆるくしめて、先を切りそろえる。

ポイント

ひと工夫で、いつものお吸い物の栄養が上がる！

すまし汁にごまを加えることで抗酸化力がアップ。三つ葉はベータカロテン、鎮静作用のあるクリプトテーネンなど高い栄養価あり。

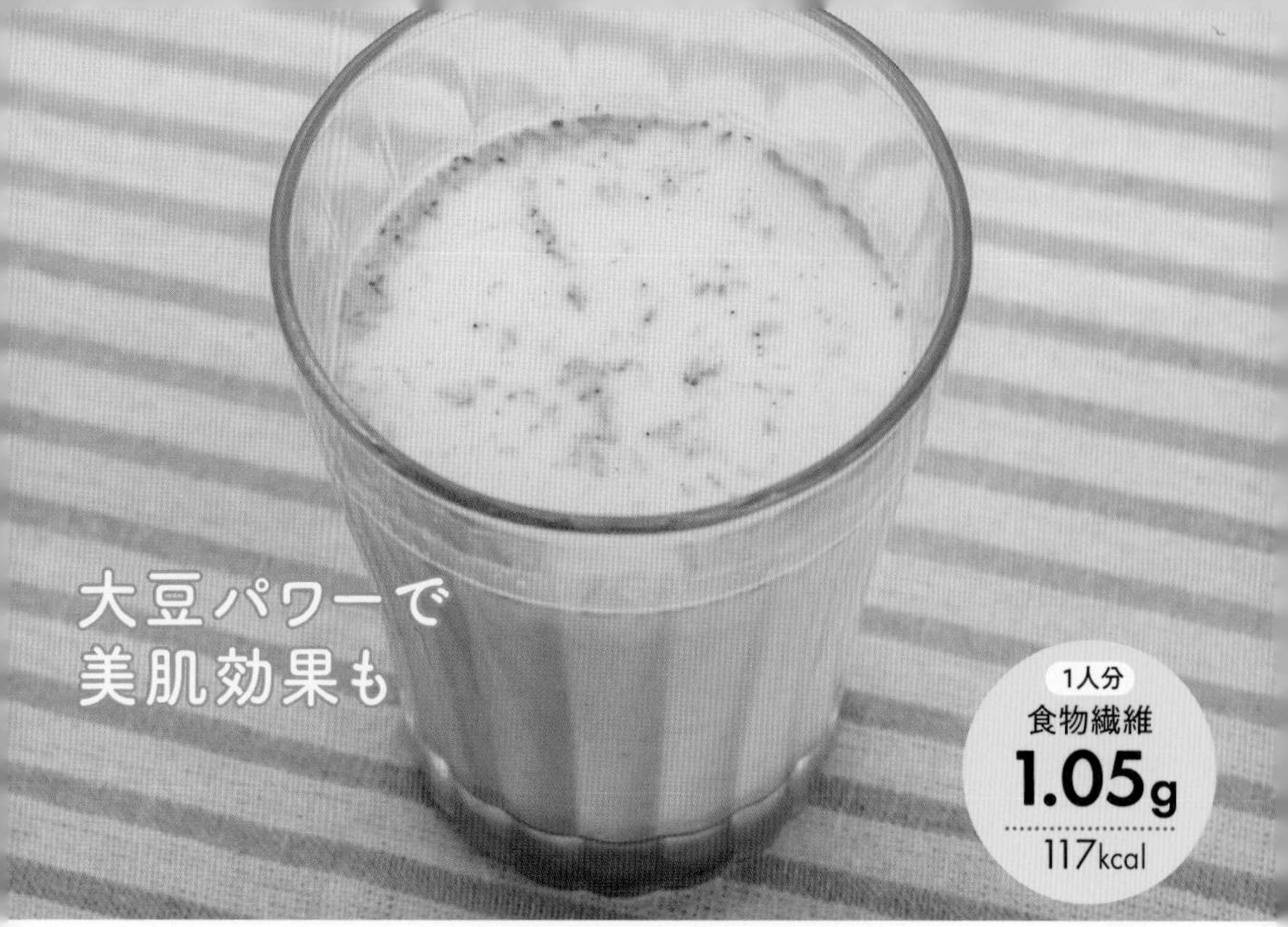
大豆パワーで
美肌効果も
1人分
食物繊維
1.05g
117kcal

お肌つやつや・きなこごま豆乳

きなこごま

材料（1杯分）

きなこごまふりかけ …… 大さじ1
豆乳 …… 300㎖

作り方

1 **きなこごまふりかけ**と豆乳をよく混ぜ合わせる。

ポイント

きなこごまふりかけを混ぜるだけの簡単栄養ドリンク

きなこごまふりかけと豆乳を混ぜたシンプルなドリンク。手軽にたんぱく質や食物繊維を摂取できます。

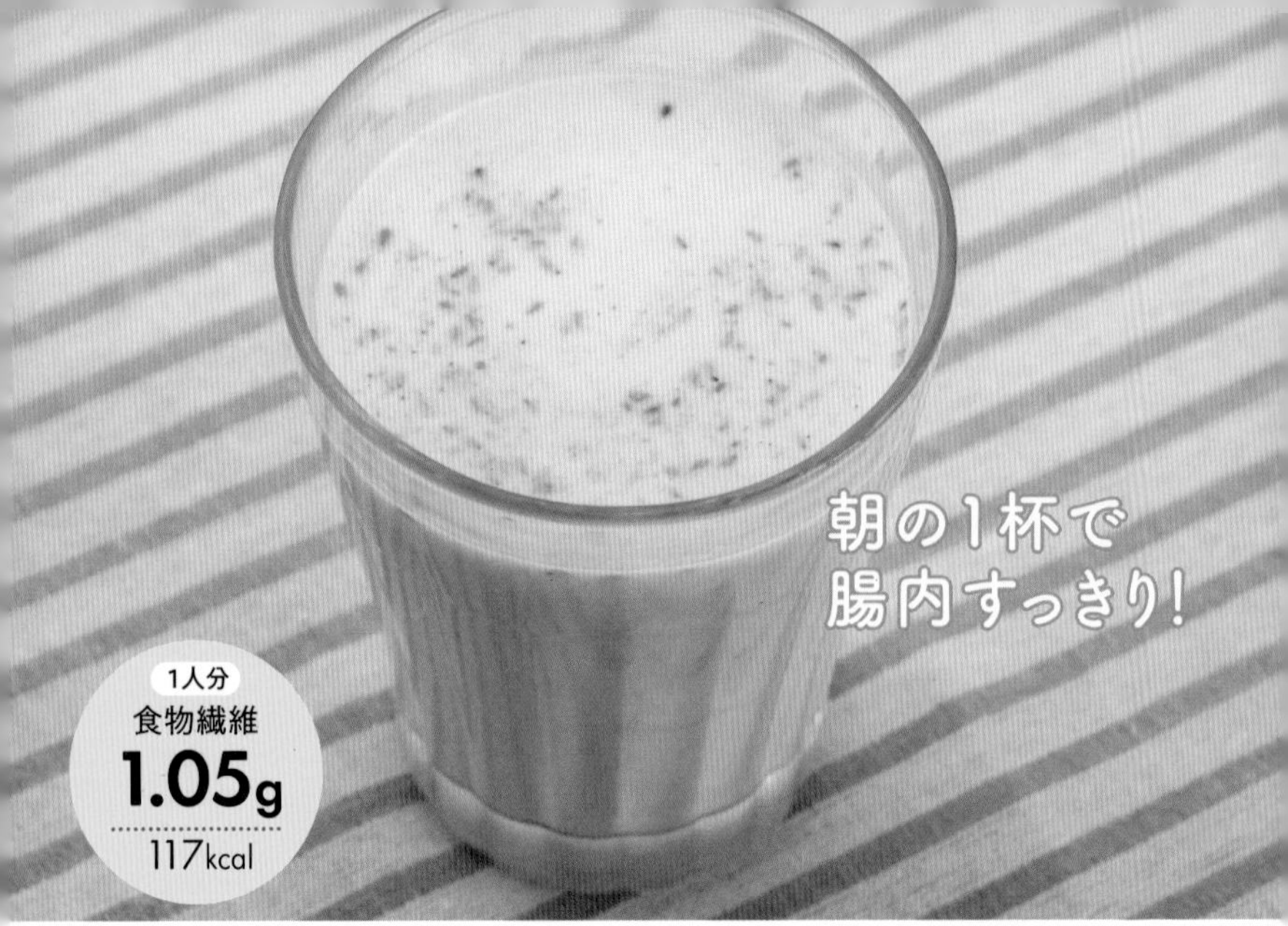
朝の1杯で
腸内すっきり!
1人分
食物繊維
1.05g
117kcal

腸活ごまヨーグルトドリンク

きなこ
ごま

材料（1杯分）

きなこごまふりかけ……**大さじ1**
ヨーグルトドリンク……300㎖

作り方

1 **きなこごまふりかけ**とヨーグルトドリンクをよく混ぜ合わせる。

ポイント

**腸内環境も整い、
酸味もまろやかに**

きなこごまふりかけとヨーグルトドリンクを混ぜるだけで、酸味が抑えられてまろやかになり、たんぱく質、ミネラル、食物繊維もとれます。

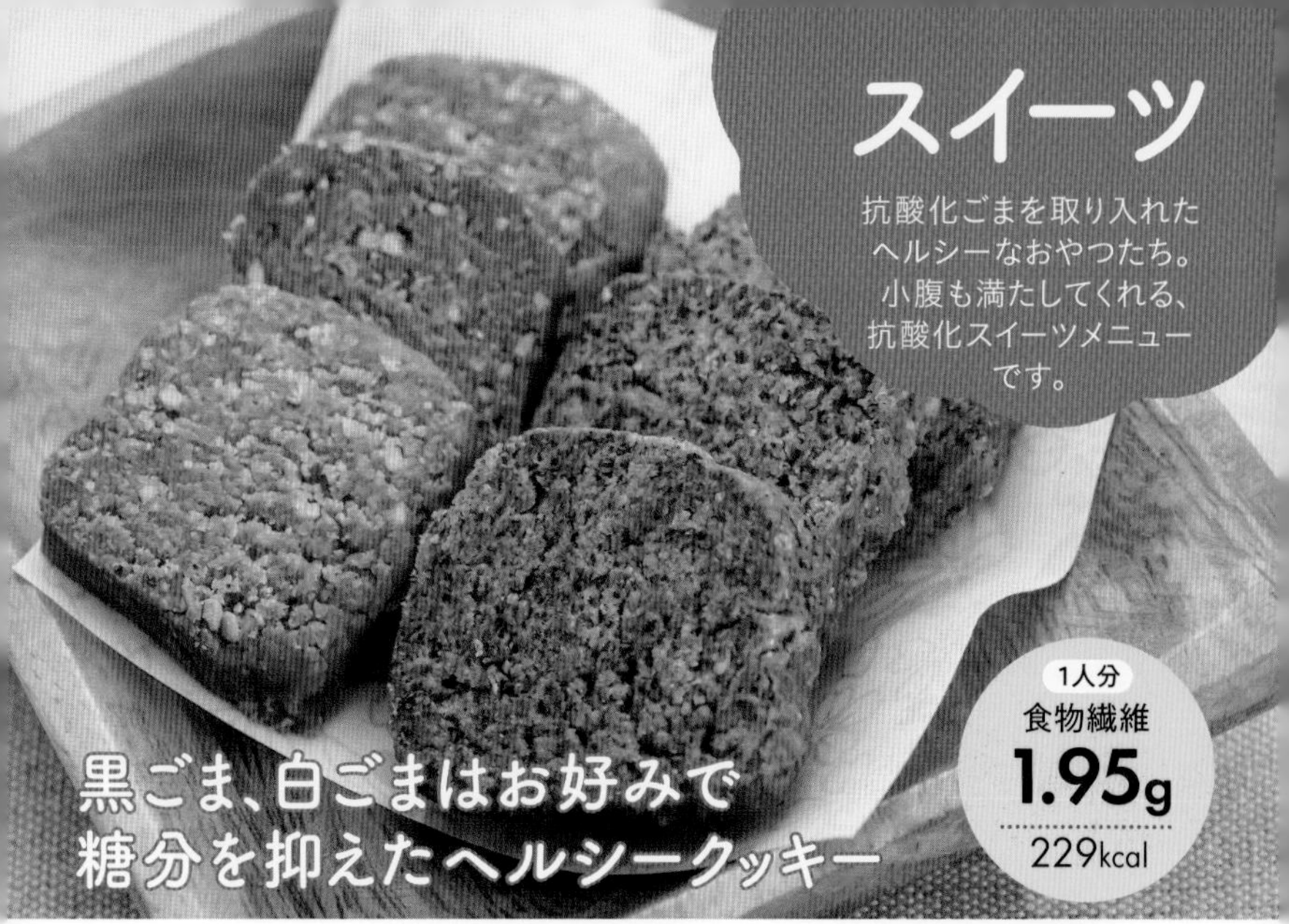

スイーツ

抗酸化ごまを取り入れたヘルシーなおやつたち。小腹も満たしてくれる、抗酸化スイーツメニューです。

黒ごま、白ごまはお好みで
糖分を抑えたヘルシークッキー

1人分
食物繊維
1.95g
229kcal

きなこごまの低糖質クッキー

きなこごま

白きなこごまクッキー

材料（15枚分）

きなこごまふりかけ
…… **大さじ6**
米粉 …… 80g
きび砂糖 …… 小さじ4
塩 …… ひとつまみ
オリーブ油 …… 大さじ2
水 …… 大さじ3（こね具合で大さじ4まで調整）

黒きなこごまクッキー

材料（15枚分）

きなこごまふりかけ（黒）
…… **大さじ6**
＊きなこごまふりかけの「白すりごま」を「黒すりごま」に変更。以下、材料上に同じ。

作り方

1 白ごまクッキー、黒ごまクッキーの材料を、それぞれポリ袋などにすべて入れて、全体がなじむように、しっかりともみ込む。そのまま4～5㎝角の棒状にていねいに形づくり、冷凍庫で1時間ほどおく。
2 ポリ袋から出し、7㎜厚さに切る。
3 140℃のオーブンで、予熱ありで30分焼く（またはオーブンのクッキー設定で焼く）。

ポイント

サクサクのヒミツは米粉にあり。糖分控えめでダイエットにも最適

きなこごまふりかけを使えば砂糖控えめでも甘み充分。イソフラボンなどの大豆の長所も摂取できます。米粉を用いることで、仕上がりはサクサク！

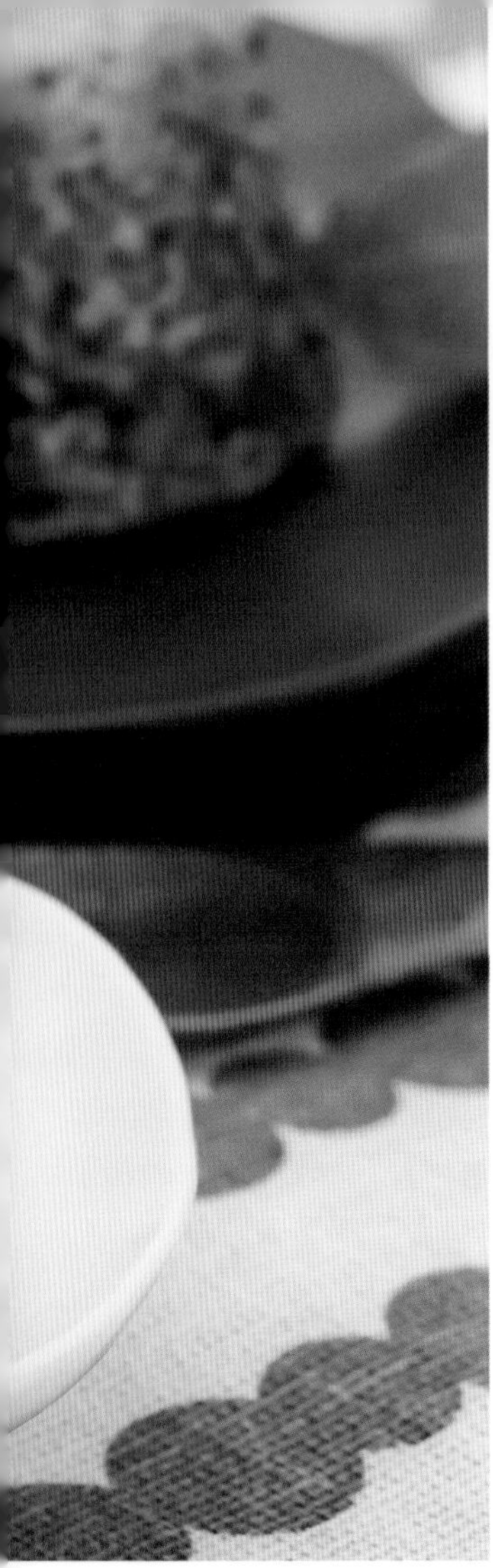

黒ごまたっぷり美肌プリン

すりごま

材料（4個分）

すりごま（黒）…… **50g**
粉ゼラチン …… 5g
水 …… 大さじ1
ごま油 …… 大さじ1
きび砂糖 …… 45g
牛乳 …… 200㎖
ミントリーフ …… 適量

作り方

1 粉ゼラチンに水を入れて10分おく。
2 すり鉢に**すりごま**とごま油を入れ、すりこぎで30秒ほど混ぜ合わせ、砂糖を加えてさらによく混ぜる。
3 鍋に牛乳と**1**のゼラチンを入れて弱火で温める。
4 ボウルに**2**と**3**を入れて混ぜ合わせ、プリン容器に流し入れる。
5 容器ごと氷水に数分入れて混ぜながら粗熱をとり、冷蔵庫で1時間以上冷やす。器に盛り、ミントリーフを添える。
※ プリン容器から皿に移すときは、容器を熱湯で2～3秒ほど湯煎してから逆さまにして皿に置くと、きれいに容器から外れます。

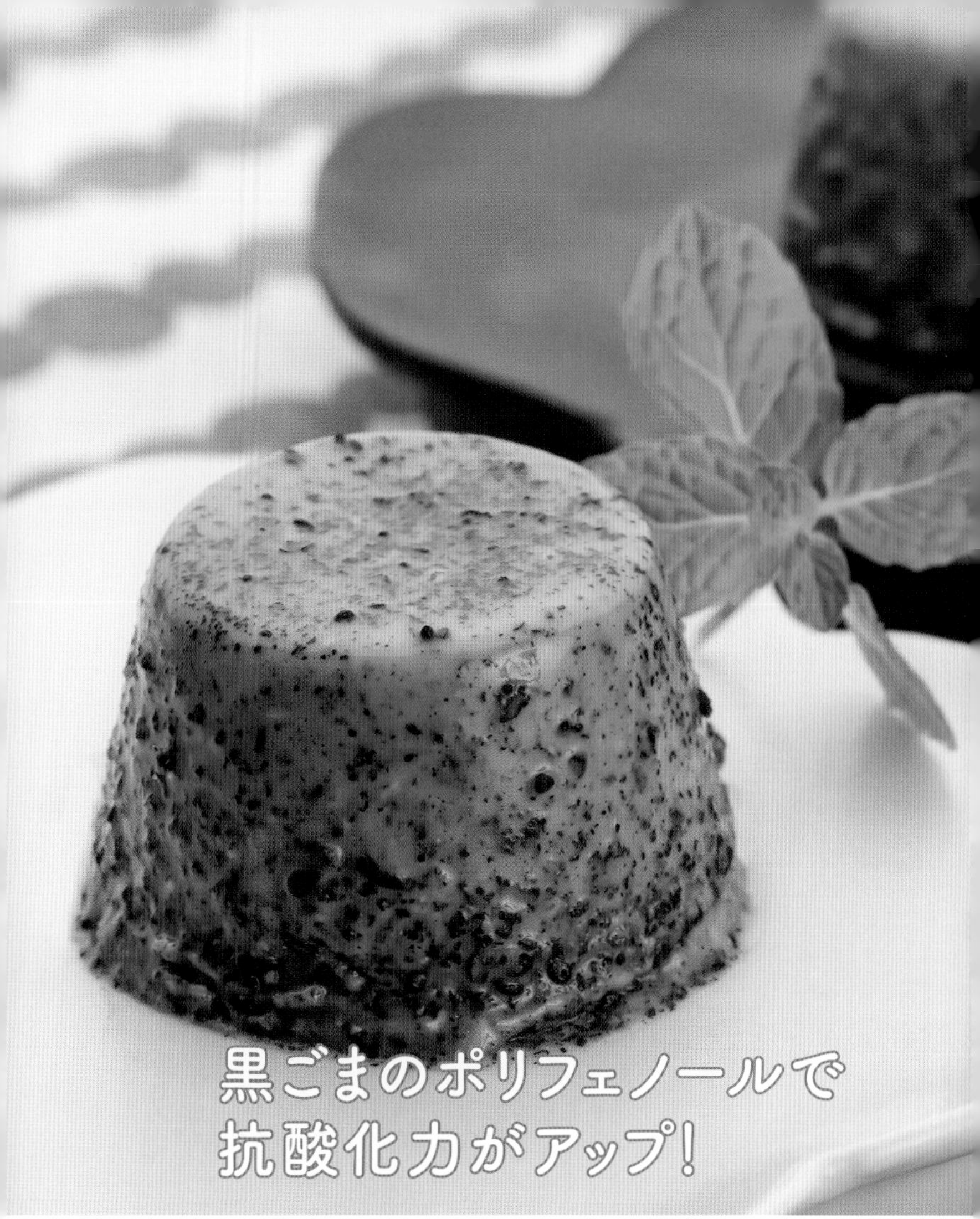

黒ごまのポリフェノールで抗酸化力がアップ!

1人分
食物繊維
1.5g
185kcal

ポイント

黒ごま+ゼラチンで、美肌効果もあり

牛乳は、アーモンドミルクで置き換えも可能です。ゼラチンは、成分のほとんどがコラーゲン(たんぱく質)のため、美肌効果も期待できます。

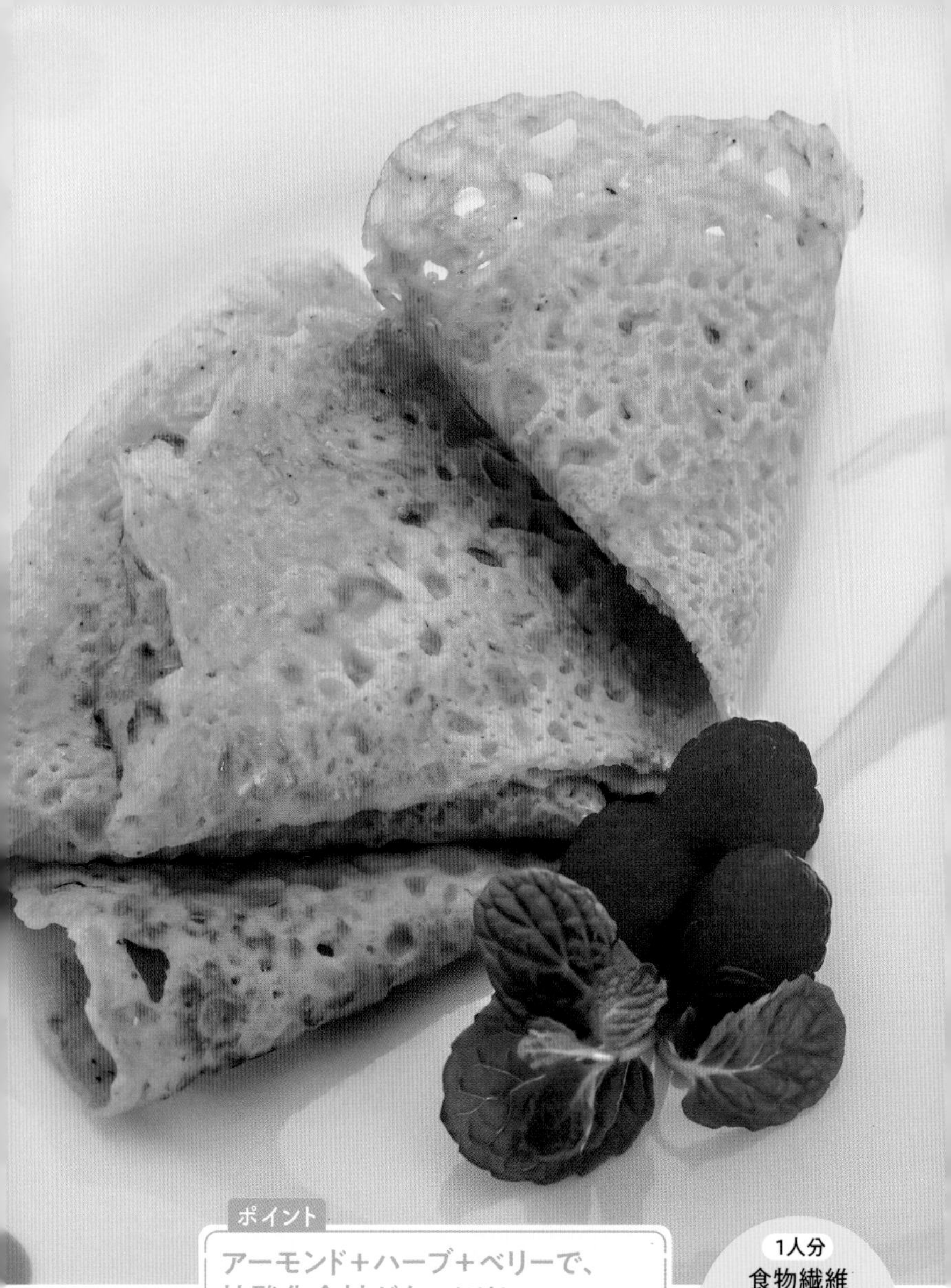

ポイント

アーモンド＋ハーブ＋ベリーで、抗酸化食材がたっぷり!

アーモンドごまとアーモンドミルクで、ビタミンEをダブルでとることができます。ミントリーフとラズベリーも抗酸化力大。

1人分
食物繊維
2.35g
398kcal

ダブルアーモンドごまクレープ

アーモンドごま

材料（6枚）

アーモンドごまふりかけ …… 大さじ2
卵 …… 1個
米粉 …… 50g
きび砂糖 …… 15g
アーモンドミルク …… 120mℓ
オリーブ油 …… 適量
ラズベリー …… 適量
ミントリーフ …… 適量
メープルシロップ …… 適量

作り方

1 ボウルに卵を割りほぐす。
2 1のボウルに、米粉、きび砂糖、**アーモンドごまふりかけ**を入れ、アーモンドミルクを少しずつ混ぜながら足していく。
3 ボウルにラップをして、冷蔵庫で1時間以上寝かせる。
4 フライパンにオリーブ油を入れて中火で熱し、キッチンペーパーを使って油をよくなじませる。
5 3をお玉1杯弱分ほどフライパンに流し入れ、液を薄く広げる。
6 焼けたら裏返し、15秒ほど焼いたら取り出す。同じ要領で残りも焼く。
7 折り畳んで器に盛り、ラズベリーとミントリーフを添え、メープルシロップをかける。

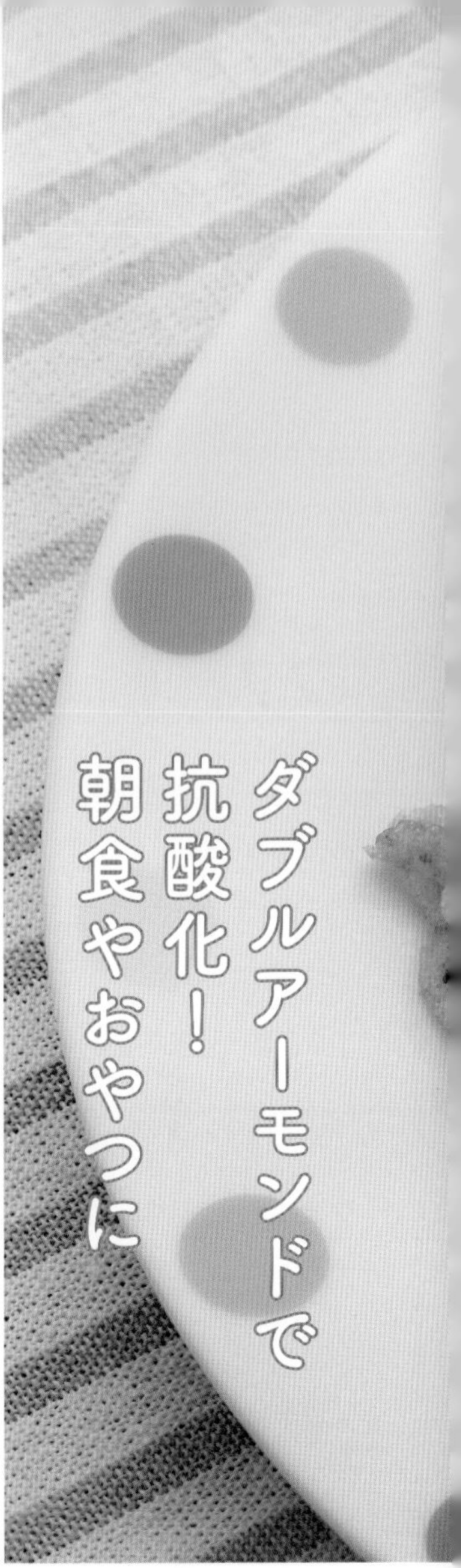

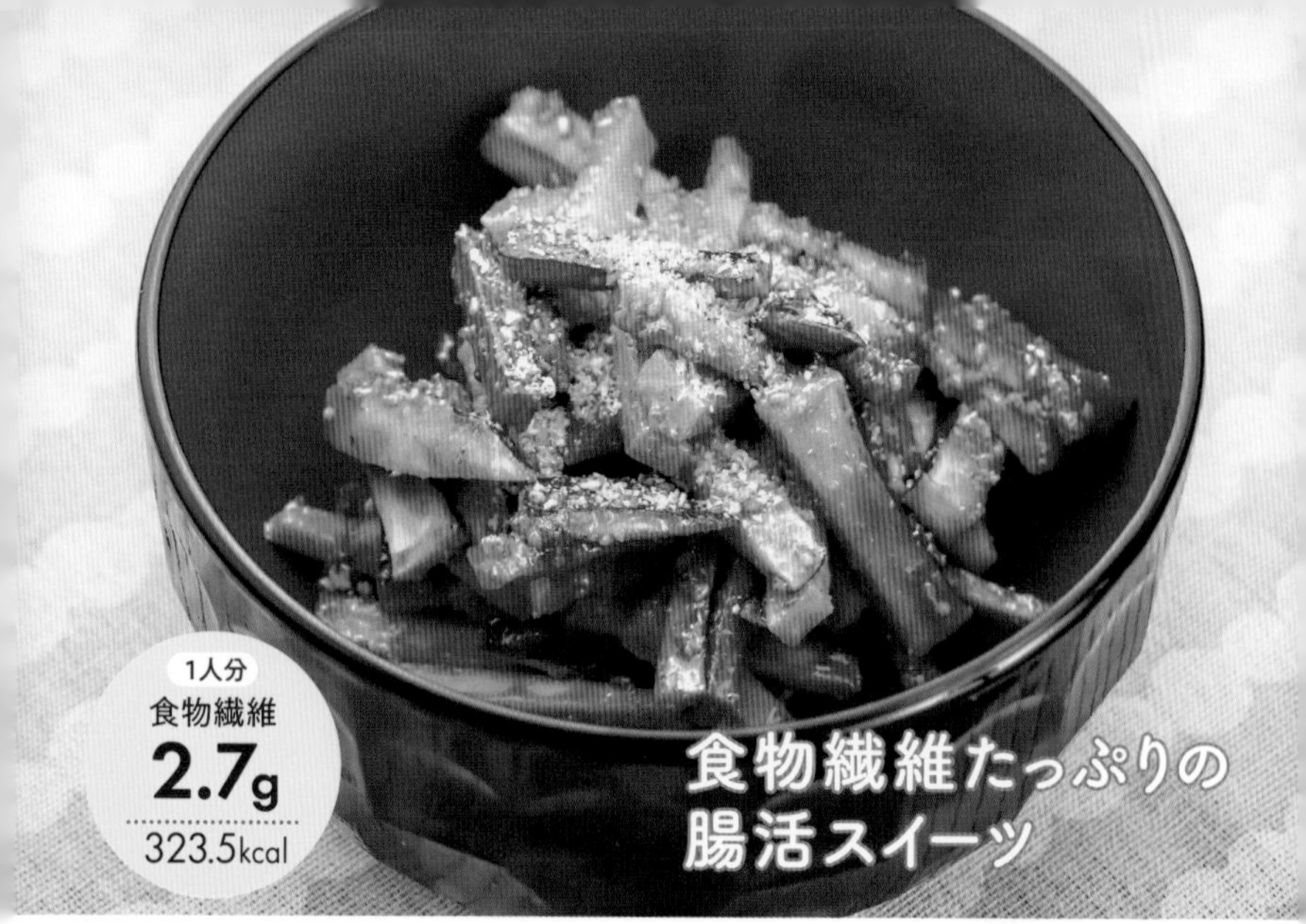

1人分
食物繊維
2.7g
323.5kcal

食物繊維たっぷりの
腸活スイーツ

お腹がよろこぶごまけんぴ

すりごま

材料（2人分）

すりごま …… 大さじ2
さつまいも …… 1/2本
きび砂糖 …… 大さじ3
水 …… 50mℓ
オリーブ油 …… 300mℓ

作り方

1 さつまいもはよく洗い、拍子木切りにして水（分量外）にさらす。10分たったら取り出し、水けをふきとってさらに20分ほどおく。
2 鍋に砂糖と水を入れ、茶色くなる手前まで煮詰める。
3 深めのフライパンにオリーブ油を入れて160℃に熱し、1のさつまいもを揚げる。
4 2にさつまいもと**すりごま**を入れて混ぜる。

ポイント

オリーブ油で揚げることで、酸化を緩和できる!

オリーブ油は加熱による酸化に強い脂肪酸組成を持っているため、オリーブ油で揚げることで、油の酸化も緩和できます。

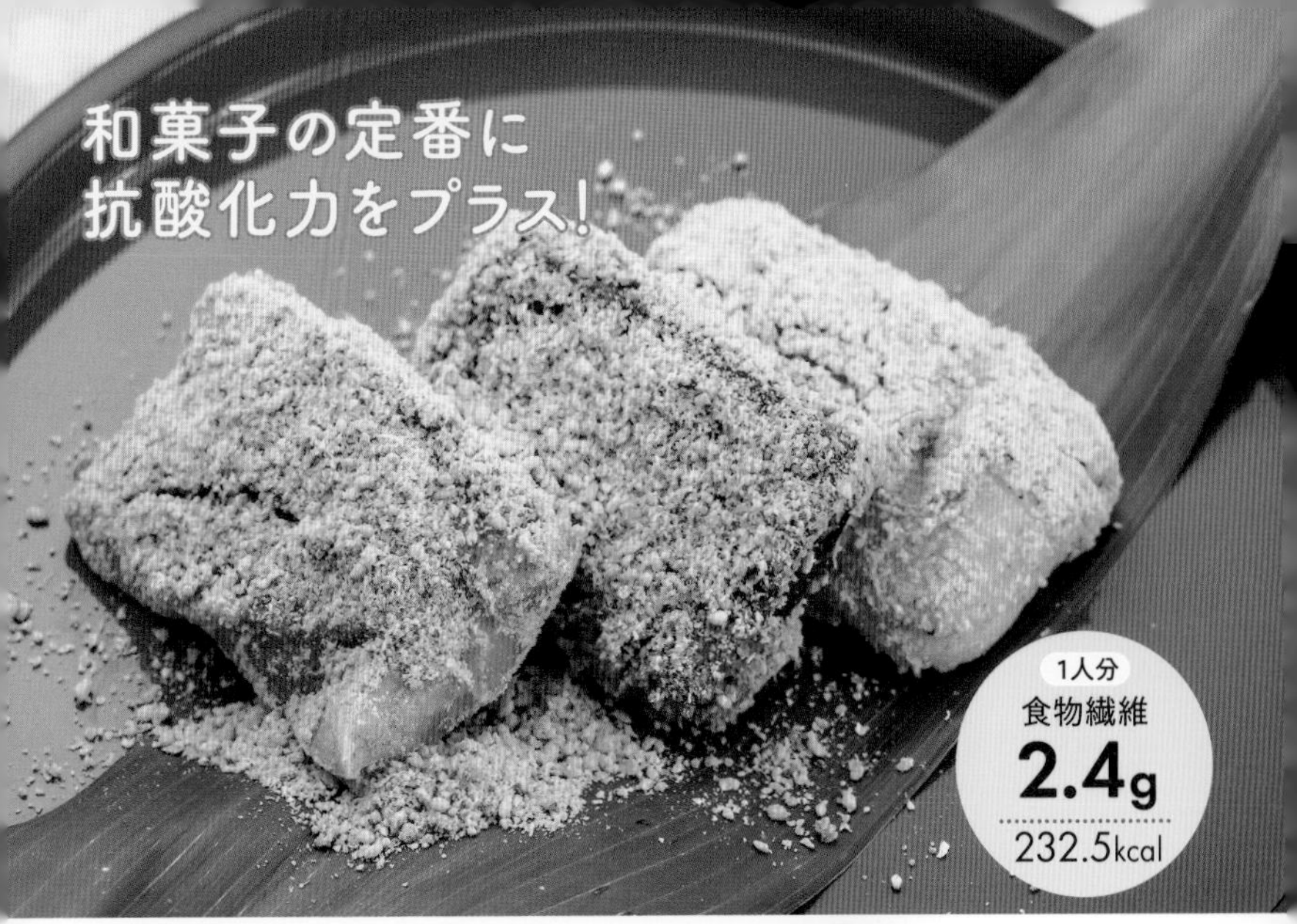
和菓子の定番に
抗酸化力をプラス!
1人分
食物繊維
2.4g
232.5kcal

きなこごま安倍川もち

きなこ
ごま

材料（2人分）

きなこごまふりかけ …… 大さじ 2
きび砂糖 …… 小さじ 2
もち（白いおもち以外にも有機玄米もち、よもぎ玄米もちなどがおすすめ）
…… 3〜4 個

作り方

1 **きなこごまふりかけ**ときび砂糖をボウルに入れて混ぜ合わせておく。
2 もちを焼き、ボウルなどに入れた熱湯にくぐらせる。
3 2を器に盛り、1を全体にまぶす。

ポイント

きなこごまの効果で、栄養価がぐんとアップ!

もちのエネルギーときなこごまの栄養がしっかりとれる一品。よもぎ玄米もちは噛みごたえがよく、喉につまりにくいメリットあり。

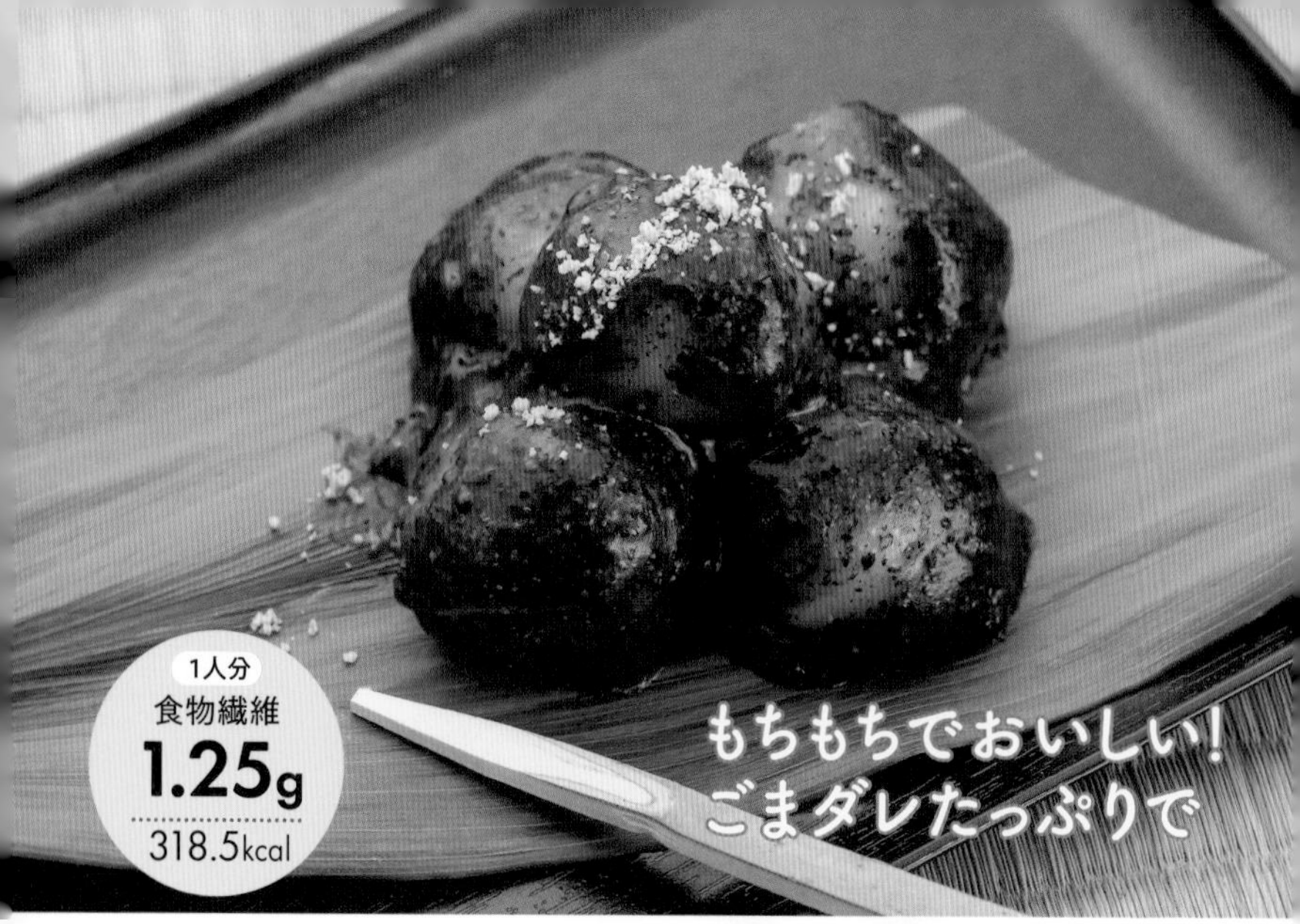
1人分
食物繊維
1.25g
318.5kcal
もちもちでおいしい！
ごまダレたっぷりで

ごまあんかけ団子

きなこごま　すりごま

材料（2人分）

白玉粉……80g
水……80㎖
すりごま……適量

《タレ》
きなこごまふりかけ（黒）
……**大さじ2**
＊きなこごまふりかけの
「白すりごま」を
「黒すりごま」に替える。
減塩しょうゆ……大さじ1
みりん……大さじ2
きび砂糖……大さじ2
片栗粉……大さじ2
水……120㎖

作り方

1 ボウルに白玉粉を入れ、水を少しずつ加えて混ぜる。耳たぶほどの硬さになったら16等分して丸く形づくる。
2 鍋にたっぷりの湯を沸かし、1の団子を入れる。3分ほどで浮き上がってきたら冷水にとり、ざるに上げる。
3 小鍋にタレの材料をすべて入れて弱火で加熱し、かき混ぜながらとろみがつくまで温める。
4 団子を器に並べ、タレをかけ、**すりごま**をふる。

ポイント

白玉団子とごまは、
味も栄養も相性ばっちり！

白玉粉はもち米を加工した粉で、たんぱく質や食物繊維も含む栄養バランスのいい食材。ごまダレをかけることで、さらに栄養アップ！

おうちでできちゃう
手作り抗酸化おせんべい

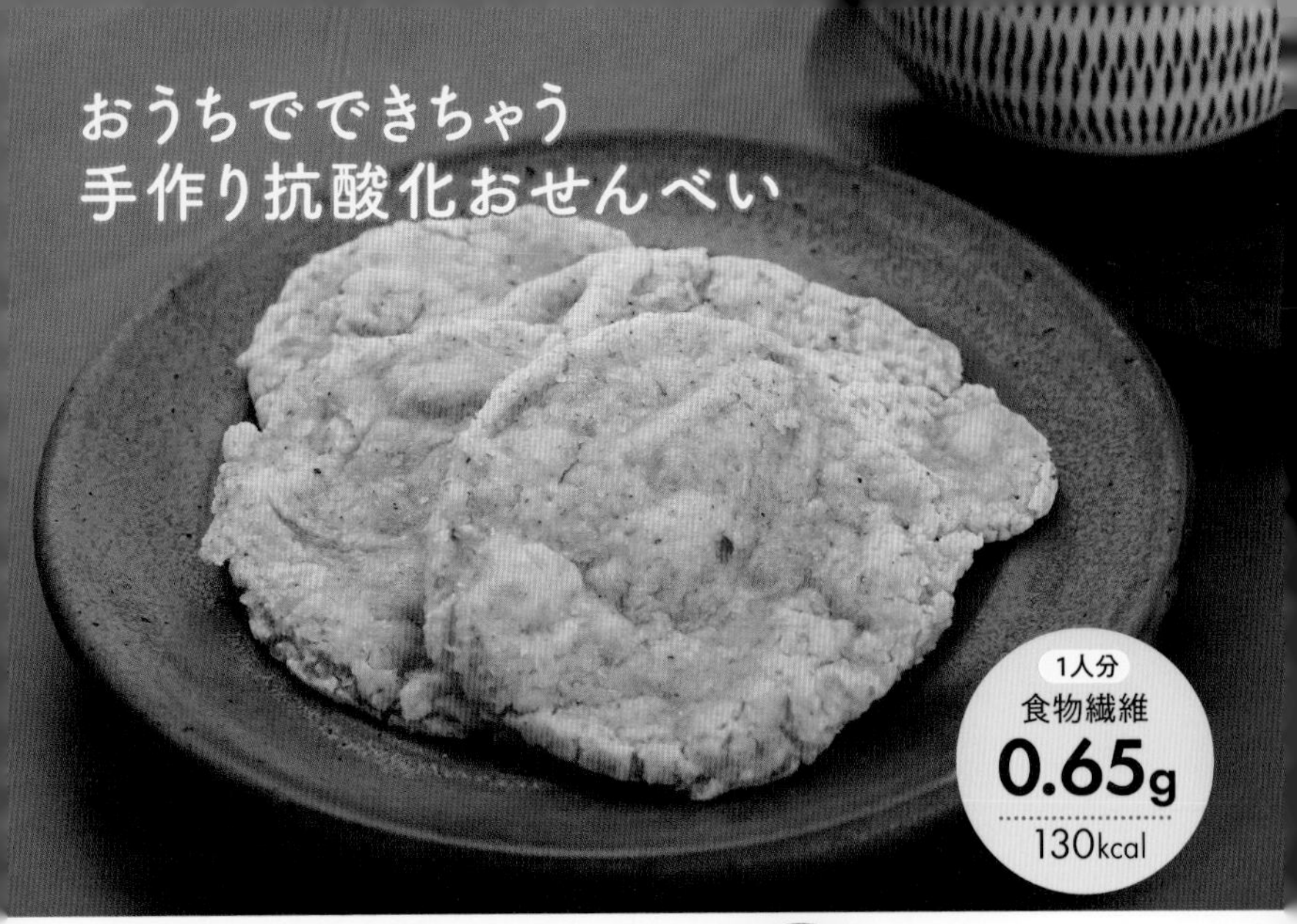

1人分
食物繊維
0.65g
130kcal

えびごま米せんべい

えび
ごま

材料（2人分）

えびごまふりかけ …… 大さじ2
米粉 …… 50g
水 …… 80mℓ

作り方

1 **えびごまふりかけ**、米粉、水をボウルに入れてこねるように混ぜ合わせ、8等分に丸めておく。
2 フライパンを中火で熱し、1を、油をひかずに間隔をあけて並べ、おたまの裏などで押してせんべい状にする。キッチンペーパーに浸したオリーブ油におたまの底をときどきつけながら押すと、くっつきにくい。
3 中火のまま何度も裏返し、パリッとするまで15分ほど焼く。

ポイント

**子どもにも安心
天然塩味のおやつ**

えびは低カロリー高たんぱくで、ミネラルも豊富。えびに含まれるアスタキサンチンは、高い抗酸化力があります。

おわりに

私が医学部に入ったのは、下の子が小学校に入ってしばらくしてからでした。そのころは同時通訳者としてバリバリ仕事をしていて、通訳が自分の天職と思っており（いまもそう思っています）、別の仕事に就きたいと思ってはいませんでした。

医学部に行こうと考えたひとつのきっかけは、障害児の研究機関の同時通訳に長年携わっていたなかで、自分も小児医療に直接的に関わる活動ができれば、と思ったことです。また、父の実家が禅寺で、寺は法事をするだけの場ではなく、地域の人々の生きる指針や健康にも関わる場でもある、と祖父や父から聞かされていたことも、医療に関心を持つ土台になったと思います。

さらには、小・中学生時代にロンドン郊外の学校に通っており、多感な時期にハーブやポプリ、アロマなどの自然療法に触れたことも関係していると思います。

40歳を過ぎてからの医学部での勉強は想像を超える大変さがあり、同時通訳の仕事で学費を捻出しながらの学生生活はしんどい日々でしたが、学ぶ内容はとても興味深かったです。とくに好きな科目は社会医学の『公衆衛生学』。「地球上のすべての人間の健康を考える」という医学領域で、「すべての人に健康を」「誰も置き去りにしない」という精神のもと、予防医学、健康教育、統計、疫学、医療コミュニケーション、医療経済などを学ぶ分野です。その後、公衆衛生学の大学院に入り、改めて食や栄養、生活、環境など、あらゆる面から健康を増進し、維持することの大切さを学びました。

健康は財産です。親から受け継ぐ部分もありますが、自分で増やせる資産でもあります。そのうえで、やはりいちばんの鍵は、食と栄養ではないでしょうか。

毎日食べるものは、心と体と脳をつくるのにとても重要です。毎日のことだからこそ簡単でなければ長続きしないので、「ちゃちゃっとヘルシー」が私のポリシーです。

「ごま」は、ちゃちゃっと使えてヘルシーになれる、素晴らしい食材です。

１００歳まで元気に長生きするために、今日から「細胞のおそうじふりかけ」を始めませんか。

伊藤明子

激しい運動（エルゴメーター）の2時間前にセサミンを摂取した7人の男子大学生は運動後の脂質過酸化物質がプラセボ群より少なかった。プラセボ群は増えていた。	Kiso et al., Antioxidative effects of sesamin during high intensity exercise. Med Sci Sports exerc 2003; 35:5269
黒ごま食による血圧高めのひとでの降圧抗酸化作用。 ごまのセサミン、セサモリン、セサモールなどのリグナン類とビタミンEにより酸化ストレスを改善させる。 血圧やや高め（120～139/80～89mmHg）の30人を2群に割り付け、4週間、黒ごま2.5gor プラセボ摂取。 黒ごま群の収縮期血圧が有意に改善（低下）。血漿総トコフェロール濃度も有意に増加。	Wichitsranoi et al., Antihypertensive and antioxidant effects of dietary black sesame meal in pre-hypertensive humans, Nutrition Journal, 2011, 10:82
ごまサプリで変形性膝関節症患者（OA）の炎症因子と酸化ストレスバイオマーカー改善。 50人（50～70歳）のOA患者2群、ごま群は40g（大さじ5杯）/日。2カ月摂取後hs-CRPとIL-6（いずれも炎症で増える物質）がごま群で有意に低下。	Haghighian et al., Effects of sesame seed supplementation on inflammatory factors and oxidative stress biomarkers in patients with knee osteoarthritis, Acta medica Iranica, 2015;53(4):207-213
変形性膝関節症患者50人を2群に分けてごま群は1日40gのごまを2か月摂取。摂取後にプラセボ群と比べて膝の痛み、膝の動きが有意に改善。	Sadat et al., Effects of sesame seed supplementation on clinical signs and symptoms in patients with knee osteoarthritis, International Journal of Rheumatic diseases, 2013;16:578-582
38人の高脂血症患者を2群に割り付け、60日間、40gの白ごままたはプラセボを接種。ごま群は総コレステロールとLDLコレステロールが改善（低下）。グルタチオンペルオキシダーゼとSODが改善（上昇）。	Alipoor et al., Effect of sesame seed on lipid profile and redox status in hyperlipidemic patients, International Journal of Food Sciences and Nutrition, 2012, 63(6), 674-678
黒ごまのほうが白ごまよりも抗酸化力が高い。 総フェノール量（TPC） 　黒ごま30、白ごま11 フリーラジカル貪食能 　黒むきごま25、白むきごま2.5	Chandrika et al., Antioxidant activity of white and black sesame seeds and their hull fractions, Food Chemistry, 2006, 99(3), 478-483
セサミンはそのままでは抗酸化力はそれほど高くはないが、代謝物であるセサミンモノカテコール、セサミンジカテコールは高い抗酸化力を示す。 セサミンの代謝の一部は腸内細菌によって行われている。 セサミンの代謝物はセサミン自体が持っていない活性作用を持つ：神経分化作用（神経を伸ばす）、血管弛緩作用（血流がよくなる）、骨芽細胞分化作用（骨ができる）。	Yasuda et al., How is sesamin metabolized in the human liver to show its biological effects? Expert opinion on Drug metabolism & Toxicology, 2012,8:1,93-102
黒ごま3種と白ごま3種の抗酸化力を測定。概して黒ごまのほうが高い（違いは小さいが）。	Zhou et al., Phytochemical contents and antioxidant and antiproliferative activities of selected black and white sesame seeds, Bio Med Research International, 2016, 8495630
セサミンはAGEs（終末糖化産物）によって機能低下した膵β細胞の機能を改善（膵β細胞の機能低下は膵臓の酸化を進め糖尿病を悪化）。 セサミンによりインスリン抵抗が改善（糖尿病になりにくい）。	Kong et al., Sesamin ameliorates advanced glycation end products-induced pancreatic beta cell dysfunction and apoptosis, Nutrients, 2015,7,4689-4704,
糖尿病性網膜症マウスにセサミンを4週間投与したところ、非投与群に比べて網膜症の進行が抑制された（血糖抑制、網膜での炎症物質抑制、など）。	Ahmad et al., Anti-inflammatory role of sesamin in STZ induced mice model of diabetic retinopathy, J Neuroimmunol. 2016, June 15;295-296
ごまのたんぱく成分は約20%。ごまたんぱくを構成するアミノ酸は硫黄を含むメチオニン、システインなど8種類は大豆たんぱくより優れている。国連は大豆たんぱくには硫黄を含むアミノ酸の不足を補うために大豆たんぱくとごまたんぱくを1:1で混合すると理想的なアミノ酸組成となると述べている。 セサミンの作用：アルコール分解促進、コレステロール低下、乳がん細胞増殖抑制	大澤俊彦、リグナン類の機能性：特にごまリグナンを中心に、日本油化学会誌、1990、48、10、81-88
ごまを45日間から9週間摂取することで、血糖値が摂取前にくらべて低下。	Sohouli MH et al., Consumption of sesame seeds and sesame products has favorable effects on blood glucose levels but not on insulin resistance: A systematic review and meta-analysis of controlled clinical, trialsPhytother Res. 2022, Mar ;36(3):1126-1134

参考・引用文

ごまセサミンは脂溶性リグナン	Majdalawieh et al., A comprehensive review on the anti-cancer properties and mechanisms of action of sesamin, a lignin in sesame seeds, European Journal of Pharmacology, 2017, 815, 512-521
ごまの種類は30種ほど	Majdalawieh et al., A comprehensive review on the anti-cancer properties and mechanisms of action of sesamin, a lignin in sesame seeds, European Journal of Pharmacology, 2017, 815, 512-521
ごまは農業で約5000年前から活用	Majdalawieh et al., A comprehensive review on the anti-cancer properties and mechanisms of action of sesamin, a lignin in sesame seeds, European Journal of Pharmacology, 2017, 815, 512-521
ごまの肝保護効果、血糖抑制効果、降圧効果、抗エストロゲン効果、抗がん作用	Majdalawieh et al., A comprehensive review on the anti-cancer properties and mechanisms of action of sesamin, a lignin in sesame seeds, European Journal of Pharmacology, 2017, 815, 512-521
ごまセサミンをパーキンソン病の治療にも活用	Oyinloye et al., Cardioprotective and antioxidant influence of aqueous extracts from sesamum indimum seeds on oxidative stress induced by cadmium in Wistar rats, Pharmacogn. Mag. 2016, 12 (Supple 2 S170-S174
ごまセサミンとごま油に抗動脈硬化作用	Majdalawieh et al., A comprehensive review on the anti-cancer properties and mechanisms of action of sesamin, a lignin in sesame seeds, European Journal of Pharmacology, 2017, 815, 512-521
セサミンにはビタミンEの天然型であるγトコフェロールの効果を強化させる作用あり	Majdalawieh et al., A comprehensive review on the anti-cancer properties and mechanisms of action of sesamin, a lignin in sesame seeds, European Journal of Pharmacology, 2017, 815, 512-521
セサミンのサプリで腸内環境を改善して異常行動を改善	Wang et al., Supplementation of Sesamin alleviates stress-induced behavioral and psychological disorders via reshaping the gut microbiota structure, Journal of Agricultural and Food Chemistry, 2019, 67, 12441-12451
セサミンの作用:脂質改善、肝保護、抗炎症。 セサミンが、TNFα、インターロイキン6、インターロイキン1ベータなどの炎症性サイトカインの過剰発現を抑制。 セサミンは血液脳関門(BBB)の破壊を阻止する生物活性を持つ。 セサミンはマウスモデルで慢性のストレス起因性不安障害を緩和。 セサミンは、BDNF(神経保護因子)とモノアミントランスミッターの発現を改善することで認知行動障害を改善。 セサミンは一部は腸内細菌によって代謝されるが、基本的にはBBBを通過する(脳に運ばれる) セサモールも、慢性のストレス起因性うつと不安障害症状を改善。 セサミン量:118～401mg/100gごま精製ごま油 セサミンによって結腸でのTNFα、IL-6、の発現が抑えられた。(ダウンレギュレーション)	Wang et al., Supplementation of Sesamin alleviates stress-induced behavioral and psychological disorders via reshaping the gut microbiota structure, Journal of Agricultural and Food Chemistry, 2019, 67, 12441-12451
ごま油の抗酸化作用: ごまは全世界の生産量が3×109kg、5割がアジア産、3割がアフリカ産。 65%がごま油、35%がごまとして消費。 ごまは重量の5割が脂質。 ごま油は保存が安定。 大豆油は10～20日で自動酸化を起こして酸化するが、ごま油は60℃で50日間品質が安定。 炒ったごまのごま油内のセサモールのほうが炒っていないものよりも抗酸化力が高い。加熱のときにセサモリンの加水分解によってセサモールが生成。 ごま(ごまの種)を200℃で1時間炒ることでフェノール化合物が著しく増加。	Wan et al., The relationship of antioxidant components and antioxidant activity of sesame oil, J Sci Food Agric 2015;95:2571-2578

体の不調がみるみる消える
細胞のおそうじふりかけ

発行日　2023年 7 月 13日　第 1 刷
発行日　2023年 8 月 22日　第 2 刷

著者　伊藤明子

本書プロジェクトチーム
編集統括　柿内尚文
編集担当　菊地貴広
デザイン　河南祐介、五味聡、大西悠太（FANTAGRAPH）
編集協力　友成響子（毬藻舎）、天野由衣子、松島由佳（コサエルワーク）、植田裕子
料理制作　伊藤明子
料理制作アシスタント　垣内善
写真　中村圭介
イラスト　平のゆきこ
校正　柳元順子

営業統括　丸山敏生
営業推進　増尾友裕、綱脇愛、桐山敦子、相澤いづみ、寺内未来子
販売促進　池田孝一郎、石井耕平、熊切絵理、菊山清佳、山口瑞穂、吉村寿美子、矢橋寛子、遠藤真知子、森田真紀、氏家和佳子
プロモーション　山田美恵、山口朋枝
講演・マネジメント事業　斎藤和佳、志水公美

編集　小林英史、栗田亘、村上芳子、大住兼正、山田吉之、大西志帆、福田麻衣
メディア開発　池田剛、中山景、中村悟志、長野太介、入江翔子
管理部　早坂裕子、生越こずえ、本間美咲
マネジメント　坂下毅
発行人　高橋克佳

発行所　株式会社アスコム

〒105-0003
東京都港区西新橋2-23-1　3東洋海事ビル
編集局　TEL：03-5425-6627
営業局　TEL：03-5425-6626　FAX：03-5425-6770

印刷・製本　株式会社光邦

Printed in Japan ISBN 978-4-7762-1288-1

本書は2020年2月に弊社より刊行された『医師がすすめる抗酸化ごま生活』を改題し、加筆修正したものです。